新编21世纪高等职业教育精品教材
婴幼儿托育服务与管理系列
校企“双元”合作新形态教材
微课版
彩色版

婴幼儿
回应性照料

（配实训任务评分表）

主　编／杨小利
副主编／吕　欢　周　密
参　编／滕秋琳　丁敬英　邓亚玲　张若硒
　　　　冯雲梦　赵方毅　周　晓

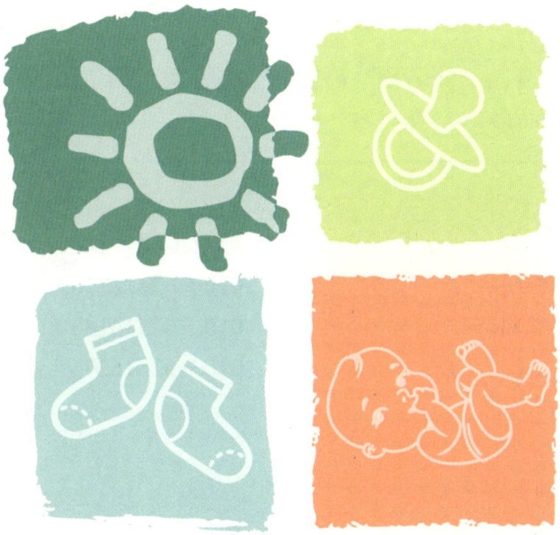

中国人民大学出版社
·北京·

图书在版编目（CIP）数据

婴幼儿回应性照料 / 杨小利主编. -- 北京 : 中国人民大学出版社，2025. 5. --（新编 21 世纪高等职业教育精品教材）. -- ISBN 978-7-300-33804-0

Ⅰ. R174

中国国家版本馆 CIP 数据核字第 2025WV5788 号

新编 21 世纪高等职业教育精品教材·婴幼儿托育服务与管理系列

婴幼儿回应性照料

主　编　杨小利

副主编　吕　欢　周　密

参　编　滕秋琳　丁敬英　邓亚玲　张若硒　冯雲梦　赵方毅　周　晓

Yingyou'er Huiyingxing Zhaoliao

出版发行	中国人民大学出版社		
社　　址	北京中关村大街 31 号	**邮政编码**	100080
电　　话	010－62511242（总编室）		010－62511770（质管部）
	010－82501766（邮购部）		010－62514148（门市部）
	010－62511173（发行公司）		010－62515275（盗版举报）
网　　址	http://www.crup.com.cn		
经　　销	新华书店		
印　　刷	北京瑞禾彩色印刷有限公司		
开　　本	787 mm × 1092 mm　1/16	**版　　次**	2025 年 5 月第 1 版
印　　张	12	**印　　次**	2025 年 5 月第 1 次印刷
字　　数	248 000	**定　　价**	49.00 元

前言

党的二十大报告指出："我们深入贯彻以人民为中心的发展思想，在幼有所育、学有所教、劳有所得、病有所医、老有所养、住有所居、弱有所扶上持续用力，人民生活全方位改善。"《中共中央关于进一步全面深化改革 推进中国式现代化的决定》对健全人口发展支持和服务体系作出部署。婴幼儿回应性照料是婴幼儿托育服务与管理专业必修的专业核心课程。本课程贯彻落实《中共中央 国务院关于优化生育政策促进人口长期均衡发展的决定》《国务院办公厅关于促进3岁以下婴幼儿照护服务发展的指导意见》《国家卫生健康委办公厅关于印发3岁以下婴幼儿健康养育照护指南（试行）的通知》等文件精神，落实以立德树人为根本任务，结合高职高专实践取向、产出导向、校企合作的人才培养理念，采用岗、课、赛、证相互融通的课程建设模式，培养对3岁以下婴幼儿进行回应性照料的专业技术技能型人才，提升婴幼儿健康水平，促进婴幼儿早期发展，指导照护者掌握科学育儿的理念和知识，从而进一步构建幼有优育、学有优教的高质量基础教育体系。

本教材在"医育结合、家园共育、养教结合"婴幼儿照料理念的引导下，由重庆幼儿师范高等专科学校杨小利领衔，全国各大高职高专婴幼儿托育服务与管理专业骨干教师和托育机构资深专家共同打造，旨在为对婴幼儿照料服务感兴趣的照护者提供借鉴和参考。编者在编写过程中，本着精益求精的工作态度，多次深入托育机构、早教中心、妇幼保健院、家政培训机构等地进行调研，拜访多名著名儿科专家、资深学者，因而本教材吸收了0～3岁婴幼儿回应性照料的前沿知识与实践经验。

本教材各项目分工如下：项目一婴幼儿回应性照料概述由重庆安全技术职业学院丁敬英老师编写，项目二婴幼儿饮食中的回应性照料由重庆幼儿师范高等专科学校杨小利老师编写，项目三婴幼儿清洁中的回应性照料由川南幼儿师范高等专科学校邓亚玲老师编写，项目四婴幼儿如厕中的回应性照料由重庆三峡医药高等专科学校周密老师编写，项目五婴幼儿睡眠中的回应性照料由北京师范大学研究生张若硒编写，项目六婴幼儿穿脱衣物中的回应性照料由四川幼儿师范高等专科学校吕欢老师编写，项目七婴幼儿体育锻炼中的回应性照料由重庆工商职业学院滕秋琳老师编写。上海济光职业技术学院冯雲梦老师、杭州嚇拉人工智能科技有限公司负责人赵方毅、重庆爱小宝婴幼儿照护服务有限公司负责人周晓为全书视频、图片拍摄工作提供了支持。

编者在编写本教材的过程中直接或间接参考、引用、借鉴了大量资料和研究成果，在此对相关作者致以深切的谢意！由于编者编写水平和时间有限，本教材难免存在疏漏和不足之处，敬请广大读者批评指正，以便我们进一步优化完善。

编　者

2025 年 4 月

目录

项目一 婴幼儿回应性照料概述

学习目标

知识目标

1. 了解婴幼儿回应性照料的概念及内容；
2. 理解婴幼儿回应性照料的意义与要求；
3. 掌握婴幼儿回应性照料的原则与策略。

能力目标

能够根据婴幼儿回应性照料概述的相关知识简要分析相关案例。

素养目标

树立科学的回应性照料理念。

案例导入

不同的照料方式

据不完全统计，一个婴儿从出生到两岁，大概需要换几千片纸尿裤。以下照料方式，你更愿意选择哪一种？

（1）在繁忙的托育园里，照护者每日都肩负着照顾宝宝的重任。他们为一个宝宝换纸尿裤：熟练地打开纸尿裤—擦洗小屁股—换上新纸尿裤，不到一分钟的时间就换好了。接着，他们为下一个宝宝换纸尿裤，又是同一番操作。

（2）照护者走向玩耍的宝宝，脸上洋溢着温暖笑容，轻声问道："宝宝，还好吗？"宝宝听到声音，转头与照护者眼神交会，发出欢快的叫声。照护者发现纸尿裤湿透了，温柔抚摸宝宝的头说："该换纸尿裤了。"宝宝似懂非懂地回应。照护者小心地抱起宝宝，走向尿布台，边换纸尿裤边交流，用温柔的语言安抚宝宝。她会讲有趣的故事，逗得宝宝咯咯笑。换完纸尿裤，照护者让宝宝继续玩耍。照护者默默守护在一旁。

问题：以上两种照料方式有什么区别？你更倾向于选择哪种照料方式，为什么？上述照料方式会对婴幼儿产生什么影响？

任务一 婴幼儿回应性照料的概念及内容

一、婴幼儿回应性照料的概念

婴幼儿阶段是指 0 ～ 3 岁的时期，婴幼儿时期是每个人生命中至关重要的一个阶段。它不仅关乎个体的生长发育，更深刻影响性格形成、智力发展乃至未来的人生轨迹。科学研究表明，科学的回应性照料有利于婴幼儿身心全面发展，为个体健康成长打下基础。

回应性照料的重点在于“回应”。例如，在婴儿期，若照护者可以读懂婴儿每一次啼哭的意思，在其饥饿、疼痛、困倦时及时给予适当的回应，婴儿就会在这种良好的回应性照料中记住照护者的气味、声音和相貌，到了 8 个月左右，依恋自然就建立起来了。良好的回应有利于婴幼儿眼神、表情、手势、肢体乃至语言和认知发展，有利于培养婴幼儿有规则和友好的行为。“回应”的关键是照护者的素养和技能，包括创设安全稳定的环境、提供充足的营养、给予丰富的刺激、鼓励婴幼儿积极开展探索性活动。可以说，回应性照料对照护者的能力提出了更高的要求。

婴幼儿回应性照料是指照护者为婴幼儿提供爱与支持的环境，通过密切观察婴幼儿的动作、声音和手势等，及时识别、捕捉婴幼儿传达的各种生理、心理需求信号，通过眼神、表情、语言、身体接触等形式对婴幼儿的需求做出及时且恰当的回应性照料行为。

婴幼儿回应性照料的要素包括：首先，照护者与婴幼儿形成稳定的情感关系；其次，照护者能敏锐地发现婴幼儿的行为，并给予积极回应；再次，照护者和婴幼儿之间的互动是愉快且能够激发婴幼儿发展的；最后，照护者以情感为支持，持续进行自我培训以提升准确识别信号的能力。

婴幼儿回应性照料的核心在于提供高质量的照料，旨在全方位满足婴幼儿的生理、心理需求。这一理念突破了传统婴幼儿照料模式的束缚，更加注重婴幼儿个体的发展和需求，体现了现代育儿观念的人性化和科学化。婴幼儿回应性照料注重尊重和满足婴幼儿的成长需求，提高婴幼儿的生活质量和自主性，确保婴幼儿在自尊、自信中健康成长[①]。

二、婴幼儿回应性照料的内容

（一）饮食照料

食物蕴含着丰富的热量，可以提供人体所需的能量，以维持正常的生命活动。婴幼

① 刘日荣，冼林荧．婴幼儿回应性照料［M］．镇江：江苏大学出版社，2023.

儿的生长发育速度极快，对营养的需求也相应较高。通过回应性照料，照护者能够确保婴幼儿获得足够的营养，以满足其生长发育的需要。回应性照料还有助于增强照护者与婴幼儿之间的关系，为婴幼儿心理的健康发展奠定基础。婴幼儿饮食回应性照料是现代育儿理念的重要组成部分，它强调照护者密切关注婴幼儿的饮食需求，及时调整饮食结构和分量，以满足其生长发育的需要，同时对婴幼儿饮食行为进行引导和教育，帮助其养成良好的饮食习惯（见图 1－1）。

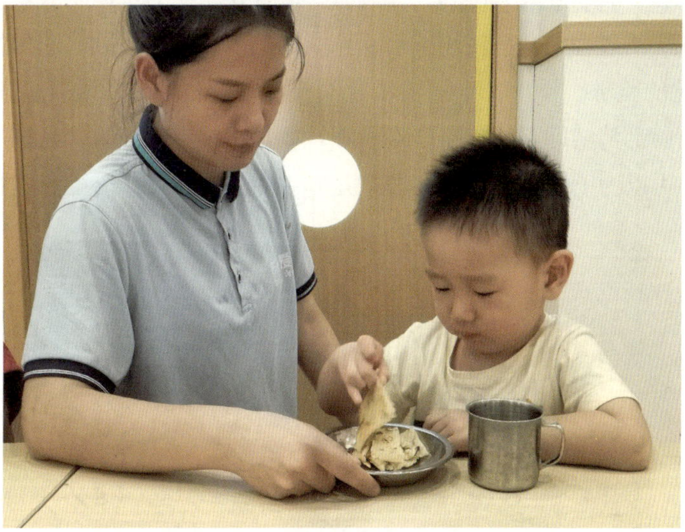

图 1－1　照护者对婴幼儿进行饮食回应性照料

在实施婴幼儿饮食回应性照料时，照护者需要注意以下几点：首先，照护者要了解婴幼儿的饮食需求。不同年龄段的婴幼儿对营养的需求不同，照护者需要根据婴幼儿的生长发育阶段和个体差异，为其制订合适的饮食计划。其次，照护者要关注婴幼儿的饮食行为。照护者要留意婴幼儿的食欲、进食速度、饮食偏好等，及时调整饮食结构和分量，避免婴幼儿出现偏食、厌食等问题。最后，照护者还要为婴幼儿提供多样化的食物，培养其对各种食物的兴趣并乐于接受。

（二）清洁照料

婴幼儿的日常清洁是照护者必须重视的重要任务。婴幼儿个人卫生的重要性体现在它能够预防疾病、促进健康成长和培养良好生活习惯等方面。良好的个人卫生习惯可以帮助婴幼儿抵御细菌和病毒的侵害，降低生病的概率。照护者需要在日常生活中为婴幼儿提供全方位的清洁照料，以确保他们健康成长。

婴幼儿的免疫系统尚未完全发育成熟，抵抗力相对较弱，手部作为与外界接触最频繁的部位之一，很容易传播细菌和病毒。因此，照护者要高度重视婴幼儿的手部清洁工作。首先，照护者要教育婴幼儿养成良好的洗手习惯，在婴幼儿学会独立洗手之前，照护者要用正确的清洁方法定期为婴幼儿清洁手部。其次，照护者可以通过一些有趣的方式引导婴幼儿养成勤洗手的好习惯。最后，照护者要定期为婴幼儿修剪指甲，以保持其指甲的清洁和卫生。

空气中既存在大量的灰尘，也存在大量的细菌，灰尘、细菌都有可能停留在面部，婴儿脸部的皮肤较为娇嫩，对外界的抵抗力较差；另外，皮肤自身会分泌油脂，如果长时间不清洁皮肤，会导致皮肤油腻。在婴幼儿脸部清洁（见图 1－2）工作中，照护者需要注意以下几点：首先，选择适合婴幼儿使用的清洁产品。市面上有很多专为婴幼儿设计的脸部清洁产品，这些产品通常成分温和、无刺激，适合婴幼儿的娇嫩肌肤。其次，掌握正确的清洁方法。在清洁过程中，应使用柔软、亲肤的毛巾或棉球，蘸取适量的清洁产品，轻柔地擦拭婴幼儿的脸部。再次，定期清洁婴幼儿的脸部也非常重要。一般来说，每天早晚为婴幼儿进行脸部清洁即可。如果婴幼儿在玩耍过程中弄脏了脸部，也可以随时进行清洁。在清洁后，可以为婴幼儿涂抹一些婴幼儿专用的保湿产品，以维持肌肤的水油平衡。

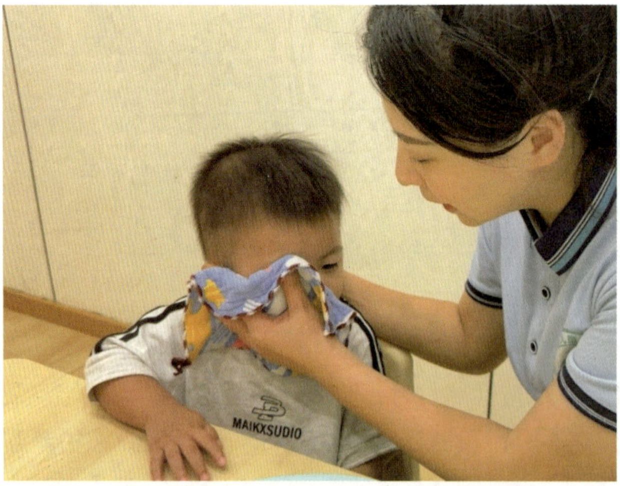

图 1－2　照护者对婴幼儿进行脸部回应性照料

在婴幼儿身体皮肤清洁工作中，照护者需要注意以下几点：首先，照护者需要定期为婴幼儿洗澡，以保持皮肤清洁。其次，在洗澡时，照护者应选用温和无刺激的婴幼儿专用沐浴露和洗发水，避免使用成人的沐浴用品，以免造成刺激。最后，照护者还要注意水温的控制，避免过冷或过热的水造成不适。

在婴幼儿口腔清洁方面，照护者也需要格外关注。婴幼儿在出牙前，照护者可以用干净的纱布或棉签轻轻擦拭其口腔和舌头，以去除食物残渣和细菌。随着婴幼儿年龄的增长，照护者可以逐渐引导婴幼儿学习刷牙，以培养他们良好的口腔卫生习惯。

（三）如厕照料

尿液和粪便作为人体新陈代谢的产物，不仅能够帮助婴幼儿排出体内的有害物质，维持身体健康，其状态和次数也能够反映出婴幼儿的进食、消化情况，是判断婴幼儿身体健康与否的重要参考指标。

在婴幼儿的成长过程中，排泄习惯的培养也是一个重要的方面。从最初婴幼儿需要成人帮助更换纸尿裤，到后来的辅助练习如厕，再到最终的自主如厕，每个阶段都需要照护者进行有针对性的回应性照料。在纸尿裤更换阶段，照护者需要保持纸尿裤清洁干燥，避免出疹等问题的发生；在辅助练习如厕阶段，照护者需要引导婴幼儿逐渐适应坐便器，并教会他们正确的如厕姿势和方法；在自主如厕阶段，照护者需要给予婴幼儿充分的鼓励和支持，帮助他们建立良好的排泄习惯。照护者还需要注意婴幼儿的饮食和水分摄入情况。合理的饮食和充足的水分摄入有助于维持婴幼儿的肠道健康和正常排泄。如果婴幼儿出现食欲不振、水分摄入不足等情况，照护者需要及时调整其饮食结构。

（四）睡眠照料

由于睡眠不仅影响婴幼儿的身体发育，而且会对其大脑发育和情绪稳定性产生深远影响，因此照护者需要充分了解婴幼儿的睡眠需求，掌握科学的睡眠照料方法，为婴幼儿创造一个安全、舒适的睡眠环境。

首先，了解婴幼儿的睡眠规律是关键。婴幼儿的睡眠模式与成人有着明显的不同，他们的睡眠周期较短，且夜晚易醒。照护者应关注婴幼儿的睡眠时长和睡眠质量，并适当调整婴幼儿的作息，逐步培养良好的睡眠习惯。其次，创造舒适的睡眠环境是保障婴幼儿良好睡眠的重要条件。照护者需要确保婴幼儿的卧室安静、通风且光线柔和。再次，床铺的选择至关重要，照护者应选择柔软适中、透气性好的床垫和被子，以保证婴幼儿睡眠舒适度。最后，睡姿关乎安全。不良睡姿会影响婴幼儿的健康和安全。在婴幼儿睡眠照料过程中，照护者还需注意一些细节问题：睡前不宜让婴幼儿过于兴奋或饥饿，以免影响入睡；婴幼儿夜晚醒来后要耐心安抚，避免过度干预或放任不管。

（五）穿脱衣物照料

照料婴幼儿的过程中，穿脱衣物是一项重要且细致的任务。在婴幼儿的成长过程中，照护者需要时刻关注婴幼儿的身体状况，并根据其发育特点进行恰当的穿脱衣物照料。

由于婴幼儿体温调节功能尚不成熟，因此穿脱衣物时需要格外注意温度。由于新生儿和婴儿体温调节能力有限，容易受到外界环境的影响，因此需要穿着保暖合适的衣物。在天气炎热或婴幼儿活动量增大时，应及时减少衣物，避免体温过高。

在穿脱衣物的过程中，照护者需要运用正确的技巧。新生儿身体柔软且骨骼未发育完全，穿脱衣物时要特别谨慎，避免过度拉伸或扭曲。年龄稍大些的婴幼儿可以通过互动游戏的方式学习自己穿脱衣物，以培养自理能力。

婴幼儿的皮肤娇嫩敏感，照护者为其选择衣物时应优先考虑柔软、舒适、透气且易清洗的材质。照护者清洗婴幼儿的衣物时应避免使用含有化学物质的洗涤剂，以免对婴幼儿的皮肤造成不良影响。定期清洗衣物、保持衣物清洁卫生，也是预防婴幼儿皮肤疾病的重要一环。

穿脱衣物照料不仅是满足婴幼儿基本生理需求的任务，更是促进其健康成长的重要环节。照护者在照料过程中要保持耐心和细心，时刻关注婴幼儿的需求和变化，为他们营造一个温馨舒适的生活环境。

（六）体育锻炼照料

婴幼儿期是人类生长发育最为迅速的时期之一，这一时期的体育锻炼对于婴幼儿的健康成长至关重要。科学合理的体育锻炼不仅有助于增强婴幼儿的体质，还能促进他们大脑的发育和认知能力的发展。

首先，照护者需要根据婴幼儿的年龄和生长发育特点，制订合适的锻炼计划。对于新生儿和年龄较小的婴儿，照护者可以通过简单的被动运动，如抚摸、按摩和轻拍等，来刺激他们的肌肉和神经发育。随着婴幼儿逐渐长大，照护者可以引导他们进行一些主动运动，如爬行、翻滚和抓握等，以锻炼他们的肌肉力量和协调性。

其次，照护者还可以利用日常生活中的一些场景，对婴幼儿进行体格锻炼。例如，在照护者与婴幼儿进行亲子互动时，可以通过抛接球、跳舞和简单的体操等游戏形式，增加婴幼儿的运动量和锻炼效果。同时，照护者还可以鼓励婴幼儿多参与户外活动，如散步、跑步和跳跃等，让他们在运动中享受阳光和新鲜空气，进一步增强体质。

最后，值得注意的是，婴幼儿体育锻炼应遵循适度原则，避免过度运动导致疲劳和损伤。照护者应根据婴幼儿的实际情况，合理安排锻炼时间和强度，确保他们在运动中既能得到锻炼，又能保持愉悦的心情。

幼有优育

长期缺爱如何毁掉一个人？

静止的脸是一项经典的研究，旨在探究婴幼儿对于积极回应的强烈需求。这一实验不仅为我们提供了深入理解婴幼儿情感需求的宝贵机会，同时也为我们反思和改进与婴幼儿互动的方式提供了重要参考。

在静止的脸实验中，研究者首先与婴幼儿进行正常的互动，包括表情交流、语言沟通和身体接触。此时，婴幼儿表现出高度的兴趣与活跃性，积极回应研究者的每一个动作和表情。然而，当研究者突然停止所有的互动并保持静止的面孔时，婴幼儿很快便表现出不安、困惑甚至焦虑的情绪。他们试图通过各种方式吸引研究者的注意，如发出声音、挥动手臂或尝试接近研究者。但由于研究者始终维持静止的状态，婴幼儿最终可能会陷入沮丧和哭泣的状态。

这一实验生动地揭示了婴幼儿对于积极回应的强烈需求。婴幼儿在成长过程中，通过与周围人的互动来建立对世界的认知和情感联系。他们渴望得到他人的关注、理解和支持，以建立自我认同和安全感。当这种积极回应缺失时，婴幼儿可能会感到无助、孤独和不安，进而影响他们的情感发展和社交能力。

此外，实验还提醒照护者，与婴幼儿的互动应当是充满温暖、关爱和积极回应的。当照护者与婴幼儿交流时，应该尽量保持积极的面部表情、温和的语调和适当的身体接触，以表达照护者对他们的关注和喜爱。同时，照护者也应该耐心倾听他们的需求和感受，及时给予回应和支持。这样不仅可以促进婴幼儿的情感发展，还可以建立更为紧密的亲子关系。

资料来源：周晨琛，易春丽．静止的脸：历史及研究发展［J］．心理学进展，2019，9（5）：911-917.

任务二　婴幼儿回应性照料的意义与要求

一、婴幼儿回应性照料的意义

婴幼儿的身心发育是一个复杂而神奇的过程，它离不开照护者的陪伴与引导。在婴幼儿的成长道路上，回应性照料起着至关重要的作用。这种照料方式充分考虑了婴幼儿的独特发展特点，以满足他们的生理和心理需求为核心，旨在为婴幼儿提供一个全面、健康的成长环境。

回应性照料的关键在于及时、恰当地回应婴幼儿发出的信号。当婴幼儿表现出饥饿、疲劳、不适等生理需求时，照护者应迅速作出反应，为他们提供必要的照顾。同时，照护者还应关注婴幼儿的情感需求，如陪伴、安抚和关爱。在回应过程中，照护者要善于观察婴幼儿的反应，以调整照料策略，使之更加符合婴幼儿的个体差异。

回应性照料对婴幼儿的身体、认知、语言和社会性等方面的发展具有积极推动作用。这种照料方式不仅能满足婴幼儿的生理和心理需求，还能在他们与照护者的互动中促进各种能力的发展。重视回应性照料，对于提高婴幼儿的生活质量具有重要意义。照护者应理解回应性照料的重要意义，为婴幼儿创造一个充满关爱、有利于他们全面发展的环境。在这个过程中，婴幼儿将会茁壮成长，走向更加美好的未来。

（一）有利于婴幼儿的身体发育

回应性照料与婴幼儿身体发育密切相关。首先，回应性照料有助于婴幼儿保持充足的睡眠。婴幼儿在睡眠时会分泌生长激素，生长激素具有调节机体生长、促进蛋白质合成等功效。若生长激素分泌过多会导致巨人症、肢端肥大症等疾病，若生长激素分泌过少会导致性发育障碍、脂肪堆积、身材矮小等。婴幼儿生长激素分泌具有一定节律性，照护者根据婴幼儿睡眠节律对婴幼儿进行睡眠照料，可有效促进婴幼儿生长发育。

其次，照护者对婴幼儿进行饮食照料以保证其营养摄入足量。照护者按照营养学理论为婴幼儿提供营养素种类齐全、数量充足、配比合理的膳食，保证既能满足机体的生理需要，又可避免因某种营养素缺乏或过剩所引起的营养失调，保证营养均衡。

最后，照护者对婴幼儿进行体育锻炼照料以增强其体质。照护者依据婴幼儿身心发展规律，按照循序渐进、经常性、动静交替、全面锻炼、个别对待的原则对婴幼儿进行体育锻炼照料。婴幼儿经常运动可以促进骨骼发育。

（二）有利于婴幼儿的认知发展

回应性照料有利于婴幼儿认知发展。首先，良好的生活习惯是促进认知增长的基础，如充足的睡眠、均衡的饮食和适量的运动，可以促进大脑健康发育，提升认知能力。其次，好奇心是开启认知增长的关键。婴幼儿有强烈的好奇心，他们不断追求新的知识和体验，勇于尝试和探索。照护者进行回应性照料，有利于婴幼儿拓宽思维，激发婴幼儿主动学习和思考的能力。再次，情感联系是婴幼儿认知发展的重要手段。婴幼儿通过与照护者互动，不断学习新知识、掌握新技能。在回应性照料的过程中，照护者会根据婴幼儿的兴趣和需要，提供丰富多样的刺激和机会，从而激发他们的探索欲望和学习能力。这种积极的互动和刺激，有助于婴幼儿认知能力的提升和智力的发展。最后，多样化的学习方式促进婴幼儿认知发展。在婴幼儿回应性照料过程中，照护者让婴幼儿尝试不同的学习方式和方法，如绘画、音乐、手工、运动等。通过多样的学习体验，激活大脑的不同感官和思维方式，促进认知的全面发展。

（三）有利于婴幼儿语言的发展

语言是人类特有的一种高级神经活动形式，在社会交往与沟通中起着至关重要的作用。言语并非一种先天形成的能力，而是通过后天学习和培养形成的。通常情况下，婴幼儿的语言发展遵循一定的规律，会经过叫声期—喃语期—模仿学语期三个阶段。照护者要了解婴幼儿语言发展规律，照料婴幼儿时使用丰富的词汇和句子结构，给婴幼儿提供语言示范，为婴幼儿提供良好的语言环境、丰富的语言学习素材。婴幼儿在不断地听和模仿的过程中，增强语言理解和语言表达能力，逐渐积累词汇和语法知识。

（四）有利于婴幼儿的情感和社会性发展

社会情感能力是社会发展的重要基础，它是构建社会秩序、规范社会行动、巩固社会团结的纽带。在情感方面，婴幼儿需要具备说出感受、积极的自我肯定、感恩等能力。在社会发展方面，婴幼儿需要具备运用社交规则、与他人共情、解决冲突、尊重多样性、与自然和谐相处等能力。照护者通过以下方式促进婴幼儿情感和社会性发展：首先，创造良好的环境。爱是照料工作的基础，照护者要受过科学的训练，对婴幼儿照料工作有责任心。照护者和婴幼儿双方都经常处于愉快的情绪状态。其次，进行有效的沟通。在回应性照料的过程中，照护者运用有效的沟通技巧与婴幼儿进行情感交流，包括倾听、表达鼓励、给予认可等。照护者通过言谈和行为的引导，帮助婴幼儿正确理解他人的情感需求以及进行社会交往。最后，适宜的策略。照护者引导婴幼儿掌握形成积极情绪、宣泄消极情绪的方法和社会交往的策略技巧，这有助于婴幼儿建立积极的情感表达方式和情绪管理能力，提高社交能力。

二、婴幼儿回应性照料的要求

（一）给予婴幼儿充分的关注

0～3岁是一个人一生中的黄金时期。意大利教育家蒙台梭利说过，人出生后前三年的发展，在其程度和重要性上，超过人整个一生中的任何阶段。如果从生命的变化、生命的适应和对外界的征服，以及所取得的成就来看，人的功能在0～3岁这一阶段实际上比3岁以后直到死亡的各个阶段的总和还要大。

现代科学研究也证明，0～3岁既是大脑发育的关键时期，也是可塑性最大的时期。重要的神经元连接将在这一时期形成，幼年的各种经历对健康、学习和行为的影响可能会贯穿人的一生。

关注婴幼儿的早期发育对于他们的健康和幸福至关重要。如果婴幼儿可以从照护者那里得到充分的关注，就能在心里建立起安全的港湾，有助于其与他人建立信任关系。积极的关注不仅有利于开发婴幼儿的学习潜能、提高学习兴趣、增强学习能力，而且可以促进婴幼儿较好地适应以后的学习生活，为终身发展创造一个良好的开端。

（二）理解婴幼儿的生理需求和心理需求

生理需求是指人类为了维持自身生存而必须被满足的需求，包括吃、喝、睡、排泄等。这些需求来源于人的基本生物机能，是人们生命活动必需的基本条件。心理需求是指人们感受到的内部需求，包括情感、认知和精神上的需求（见图1-3）。例如，人们有获得尊重、自我实现、归属感等需求，这些需求不是为了满足生理需求而存在的，而是人作为社会性动物在社会环境中自然而然产生的需求。生理需求、心理需求共同构成人的需求。照护者需要深入了解婴幼儿的生理需求和心理需求，为他们提供一个健康、舒适、快乐的成长环境。

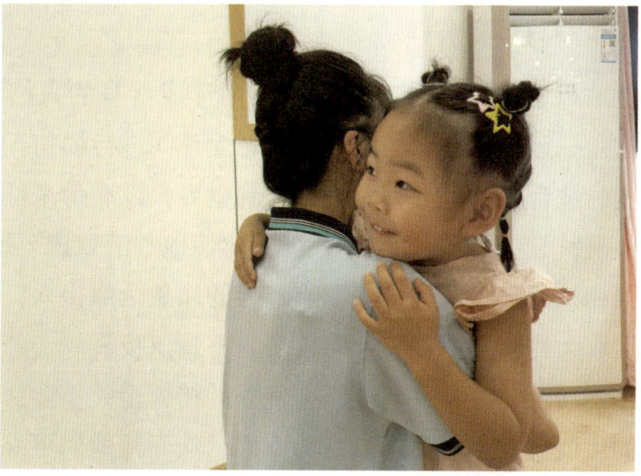

图1-3　照护者回应婴幼儿情感需求

照护者既要满足婴幼儿的营养需求、睡眠需求、安全需求等生理需求，也要满足婴幼儿的亲情需求、社交需求、发展需求、自主需求等心理需求。照护者要以爱心、耐心、细心密切关注婴幼儿的需求表达。

（三）及时给予婴幼儿积极且适宜的回应

积极且适宜地回应婴幼儿的真实需求，是构建存在感、安全感、归属感最重要、最直接的方式之一。国家卫生健康委办公厅印发的《3 岁以下婴幼儿健康养育照护指南（试行）》中明确提出："养育人要了解各年龄段婴幼儿身心发展特点，在养育照护中应关注婴幼儿的表情、声音、动作和情绪等表现，理解其所发出的信号和表达的需求，及时给予恰当、积极的回应。"回应性照料是满足婴幼儿生理需求和心理需求的积极照料，照护者在照料婴幼儿的过程中，要关注和观察其通过其动作、表情、声音发出的信号并能解读其需求，及时敏感地抓住需求并给予积极恰当的回应（见图 1－4）。

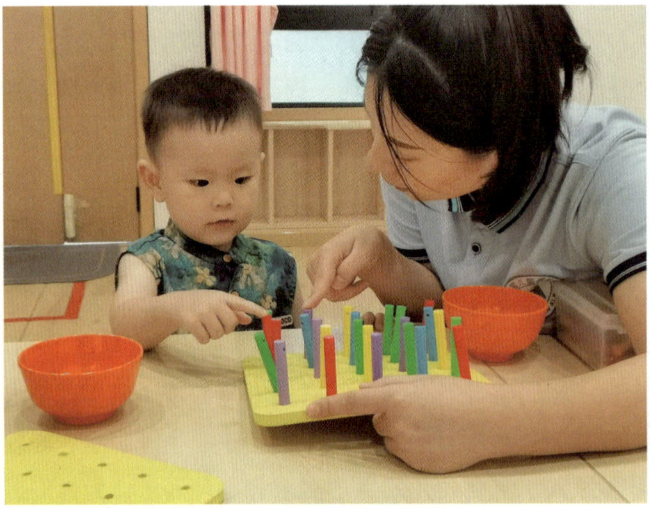

图 1－4　照护者积极引导婴幼儿认识颜色

（四）为婴幼儿树立良好的榜样

班杜拉认为，人在社会环境中进行学习，从而形成自身的人格特征。因此，设置一定的社会情境、树立一定的榜样、使婴幼儿有意无意间进行模仿，可以有效促进婴幼儿品德的形成和发展。蒙台梭利提出，婴幼儿来到世界，没有带来任何经验，智力也还没有成熟，"吸收性心智"这项内在的助力，就会驱使他"潜意识"地从环境中大量地、全面地吸收，就像照相机的感光底片一样，将外界的印象全部摄入，然后内化成自己的东西，这种潜意识摄取大约到 3 岁以后才会转变为有意识吸收。

因此，在婴幼儿的成长过程中，树立一个优秀的榜样至关重要。良好的榜样能够引导婴幼儿形成正确的价值观，养成良好的行为习惯，从而让他们更好地适应社会。有些照护者自身性格比较内向或冷淡，不太乐于与人交往，这些性格特点会影响婴幼儿，使得婴幼儿不乐于与人交往，所以照护者平时应尽力克服自己性格上的不足，照护者应有意识地表现出良好的交往方式。例如，热情友好地和小朋友、其他照护者、园长打招呼。婴幼儿是一个天才模仿家，他会随时捕捉照护者的言行举止并进行模仿。

幼有优育

观察学习理论

行为主义代表人物班杜拉的观察学习理论，又称社会学习理论。该理论强调成人榜样对儿童有明显影响，儿童可以通过观察成人榜样的行为而习得新的行为。班杜拉曾做过两个有关观察学习的经典试验，其试验方法和结论分别如下：

一个试验是关于赏罚控制的。在赏罚控制试验中，班杜拉将儿童随机分成三组。第一组是“攻击—奖赏”组：该组儿童看到一个成人（榜样人物）采取攻击性行为后，另一个成人对他进行奖赏，称赞他为勇敢的胜利者，并给他巧克力等食品。第二组是“攻击—惩罚”组：该组儿童看到一个成人（榜样人物）采取攻击性行为后，另一个成人指责他，骂他是暴徒，打他并迫使他低头逃跑。第三组是控制组：该组儿童看到一个成人（榜样人物）采取攻击性行为后，既没有受到奖赏，也没有受到惩罚。在观看后，儿童被单独领到一个房间里。房间里放着各种玩具，其中包括洋娃娃，在十分钟里，观察并记录他们的行为。结果表明，同控制组儿童相比，看到榜样人物的侵犯行为受到惩罚的一组儿童玩洋娃娃时的侵犯行为显著减少。反之，看到榜样人物的侵犯行为受到奖励的一组儿童，他们玩洋娃娃时模仿侵犯行为的现象相当严重。班杜拉用替代强化来解释这一现象：观察者看到成人（榜样人物）的行为受到奖励，间接引起他本人相应行为的增强；观察者看到成人（榜样人物）的行为受到惩罚，会产生替代性惩罚作用，抑制相应的行为。

另一个试验是比较口头劝说和榜样人物行为对儿童利他行为的影响。儿童玩一种滚球游戏，获得了一些现金兑换券。然后，这些儿童被分成四组，第一组儿童和一个自私自利的榜样人物一起玩；第二组儿童和一个好心肠的榜样人物一起玩；第三组儿童和一个言行不一的榜样人物一起玩，这个榜样人物口里说着人人都应该为自己考虑，实际上却把现金兑换券放入了捐献箱；第四组儿童的榜样人物则是口里说要把得到的现金兑换券捐献出来，实际上却只说不做的人。结果是第二、三组捐献现金兑换券的儿童比第一组和第四组明显多，结果清楚地表明，劝说只能影响儿童的口头行为，对他的外部行为毫无影响，如果面前有个慷慨的榜样人物，儿童的捐献行为就会大大增加。在决定外部行为方面，实际行动比说教更有力量。

资料来源：李京蕾，国云玲，张莉娜．学前心理学［M］．北京：清华大学出版社，2018.

（五）引导和支持婴幼儿主动发展

在婴幼儿成长过程中，主动性的培养至关重要。我国高度重视婴幼儿教育事业，致力于引导和支持婴幼儿主动成长，为每个婴幼儿提供公平而有质量的教育环境。婴幼儿阶段是婴幼儿成长过程中最关键的时期之一。发展婴幼儿的主动性和创造性既是婴幼儿自身的需要，也是时代发展的强烈需要。早期的探索是婴幼儿学习知识、发展各种能力的必要途径。

照护者可以从如下方面引导和支持婴幼儿主动发展：首先，激发婴幼儿主动探究的兴趣。照护者要鼓励婴幼儿发现问题，保护婴幼儿的好奇心，积极引导、激发他们的兴趣，满足他们求知的欲望和探索的需要。其次，欣赏婴幼儿主动探究的精神。婴幼儿经常对一件微乎其微的小事表现出积极探索的强烈愿望，如观察蚂蚁的队形等。照护者应鼓励婴幼儿按自己的想法观察、琢磨、摆弄，尊重和鼓励其在探索时提出问题并尝试解决问题。再次，培养婴幼儿主动探究的习惯。婴幼儿的探索精神、探索能力是在探索实践过程中培养、发展起来的，照护者要尽量创造条件让婴幼儿实际参加探究活动，感受探究的过程，努力使其态度、情感、求知欲、学习愿望等都保持良好的状态，使探究活动的全过程真正成为促进婴幼儿主动学习、主动发展的过程。

任务三　婴幼儿回应性照料的原则与策略

一、婴幼儿回应性照料的原则

为了确保回应性照料的有效实施，照护者要遵循安全性原则、尊重原则、及时回应原则、发展适宜性原则、正面教育原则。

（一）安全性原则

安全性原则是婴幼儿回应性照料的首要原则。由于婴幼儿年龄尚小，身体和心理发育尚未完全成熟，因此其往往缺乏自我保护的能力，对于周围环境的认知也极为有限。在这种情况下，照护者必须时刻保持警惕，将安全性原则贯穿于照料工作的始终。

首先，照护者需要确保婴幼儿所处的环境安全。这包括确保婴幼儿的活动区域没有尖锐的边角（见图 1－5）、没有易碎的物品、没有可能导致窒息的小物件等。同时，照护者还需要定期检查家具、电器等设备的稳固性，防止因设备故障或不稳固而导致意外伤害的发生。

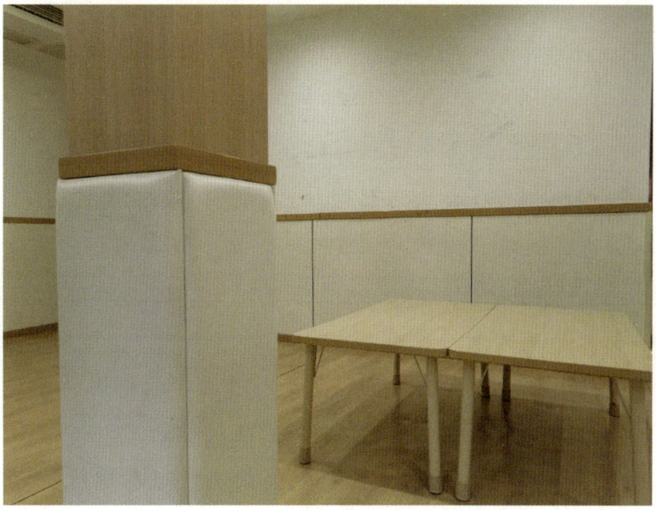

图 1－5　安全的软包环境

其次，照护者需要给予婴幼儿足够的关爱和陪伴，让其感受到安全和温暖。婴幼儿在成长过程中需要受到充分的关注和照顾，这有助于其建立健康的心理发展基础。照护者应该多与婴幼儿进行互动，用温柔的语言和轻柔的动作来安抚其情绪，帮助其建立安全感。

最后，照护者还需要具备一定的急救知识和技能，以便在发生意外情况时能够迅速采取有效的措施。这包括了解基本的急救常识、掌握简单的急救技能以及知道如何寻求专业的医疗救助等。通过不断学习和提高自己的急救能力，照护者可以更好地保障婴幼儿的安全。

（二）尊重原则

国家卫生健康委颁布的《托育机构保育指导大纲（试行）》中提出，托育机构保育应遵循四项基本原则，其中第一项就是尊重儿童，坚持儿童优先，保障儿童权利，尊重婴幼儿成长特点和规律，关注个体差异，促进每个婴幼儿全面发展。这一原则不仅体现了国家对婴幼儿的关爱与尊重，也强调了托育机构在保育工作中应以婴幼儿为中心，注重婴幼儿的全面发展。只有在持续的、尊重的、积极的照护基础上建立信任，才能让婴幼儿在充满安全感、归属感的环境中健康成长。

首先，在日常生活中，照护者应该时刻关注婴幼儿的需求和感受，通过积极的肢体动作和语言沟通，让婴幼儿感受到被尊重和被重视。即使在婴幼儿犯错或做出一些冒险举动时，照护者也应以宽容和理解的态度对待，通过正确的引导和教育帮助他们认识错误并改正。

其次，照护者应将婴幼儿视为独立且独特的个体。每个婴幼儿都有自己的成长节奏和发展需求，照护者需要深入了解每个婴幼儿的特点和个性，以便为他们提供个性化的照料服务。对于婴幼儿正确的、合理的需求，照护者应及时满足与支持；对于错误的、不合理的需求，照护者也应及时给予回应和引导，以帮助其树立正确的价值观、掌握日常行为规范。

幼有优育

建立在尊重理念上的 10 项原则

原则 1：让婴幼儿参与到他们感兴趣的活动中。照护者不要敷衍了事，或者转移和分散他们的注意力以求快速完成某项任务。

原则 2：保证优质时间。优质时间有两种：换纸尿裤等护理工作中所体现的目的性优质时间，即高质量护理；非目的性优质时间，即自由玩耍，照护者全程陪伴，不教授、不打扰、不约束，及时回应。

原则 3：了解每个婴幼儿独特的沟通方式，并教授他们沟通方式。在和婴幼儿的互动中，一个非常具体的原则是提前告知。在对婴幼儿做任何事情之前，照护者都要用自己的语言向婴幼儿描述，并确保婴幼儿能够看见照护者及照护者所提及的物品。

原则 4：投入时间和精力去培养一个完整的人。婴幼儿的生长发育并不取决于某个小玩具或者某项活动，而是取决于日常生活、人际关系、生活体验、游戏玩耍等。

原则 5：将婴幼儿视为值得尊重的人。如果照护者希望婴幼儿发自内心地尊重自己，最好的方法就是以身作则地尊重婴幼儿。

原则 6：诚实地向婴幼儿表达真实的感受。如果照护者对婴幼儿的行为感到恼火，可以告诉他有什么事惹你生气了，并且进行阻止。照护者既不要无节制地大发雷霆，也不要掩饰自己的感受。

原则 7：教育婴幼儿时要以身作则。在面对婴幼儿的攻击性行为时，照护者要温和地、不带评判地对待打人的婴幼儿，用同理心而非同情心进行安抚。在面对被打的婴幼儿时，照护者要承认痛苦但不要为此向其道歉。过度同情和关注可能会给受到伤害的婴幼儿带来消极影响。

原则 8：将问题视为学习的机会，并让婴幼儿努力自己去解决问题。照护者要给足时间和空间让婴幼儿自己尝试；在他们需要帮助的时候，做到及时回应，采取支架式策略。

原则 9：建立信任以建立安全感。婴幼儿建立信任需要可以信任的照护者的帮助。在婴幼儿生命初期，这种信任表现为照护者对婴幼儿需求的及时响应。在婴幼儿长大一些尤其是出现分离焦虑以后，这种信任表现为照护者与婴幼儿告别时不哄骗。学会预测即将发生的事情是培养婴幼儿信任感的重要一环。

原则 10：重视婴幼儿每个阶段的发展质量。在我们生活的时代，到处可见“匆忙”的婴幼儿，因为很多家长都急切地希望自己的孩子可以早日到达每个发展阶段的里程碑，并且习惯把孩子的发展情况与其他孩子或者书中的发展阶段作比较。然而，婴幼儿需要从容地发展。

资料来源：珍妮特·冈萨雷斯－米纳，黛安娜·温德尔·埃尔. 婴幼儿及其照护者［M］. 张和颐，张萌，冀巧玲，译. 北京：商务印书馆，2022.

（三）及时回应原则

及时回应原则意味着在婴幼儿发出需求信号时，照护者需要迅速作出反应，以满足其需求。这种及时的回应有助于婴幼儿建立安全感，促进亲子之间的情感连接。例如，当婴幼儿哭泣时，照护者应立即寻找原因并给予安慰；当婴幼儿表现出对周围环境的兴趣时，照护者应积极引导其探索。

（四）发展适宜性原则

照护者要想真正做到回应性照料，就必须遵循发展适宜性原则。这意味着照护者要深入了解每个婴幼儿的生理需求、心理发展需求以及年龄特点，为他们提供与之相适宜的照料服务。这不仅有助于婴幼儿健康、安全发展，还能够培养他们的自信心和独立性，为他们的未来成长奠定坚实的基础。

首先，从婴幼儿年龄发展的特征来看，不同年龄段的婴幼儿在生理和心理发展上存在明显差异。以托育机构为例，不同年龄班的婴幼儿，在身体发育、认知能力、情感表达等方面均有着显著的差异。因此，在环境创设方面，虽然整体上要求安全、自由，但具体到不同的年龄段，应有所不同。例如，乳儿班的环境应更加注重温馨舒适，以满足婴幼儿对安全感和亲近感的强烈需求；而托大班的环境则应更具探索性和挑战性，以激发幼儿的好奇心和探索欲望。在玩教具的投放和游戏设计方面，对于年龄较小的婴幼儿，照护者可以选择颜色鲜艳、形状简单的玩具，通过简单的游戏帮助他们建立初步的认知能力和动手能力；而对于年龄稍大的幼儿，照护者可以提供更具挑战性的玩具和游戏，以促进他们的思维发展和创造力提升（见图 1－6）。

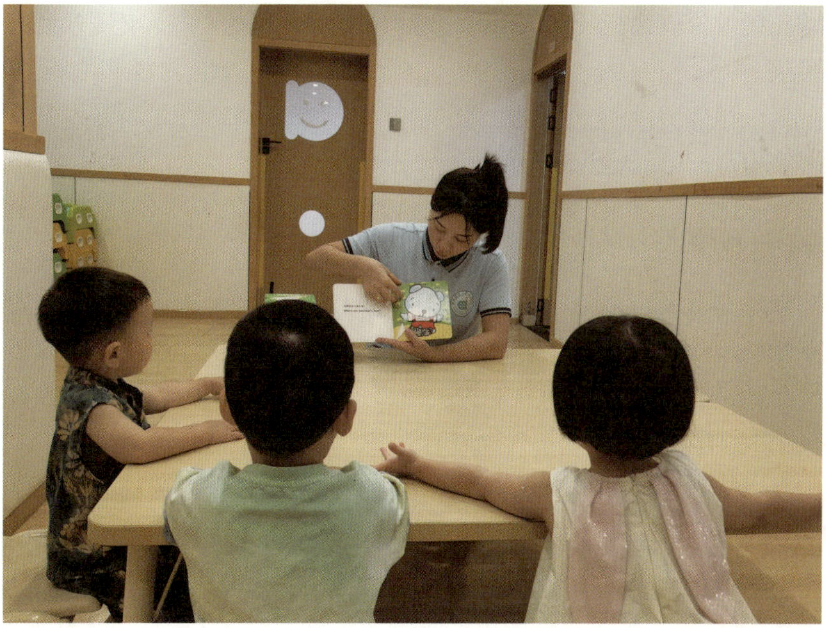

图 1－6　照护者根据婴幼儿年龄特点组织活动

其次，从婴幼儿个性发展的特点来看，即使是处于同一年龄阶段的婴幼儿，由于遗传基因和教养环境存在差异，他们的发展水平也会存在巨大差异。这就要求照护者在提供照料服务时充分了解每个婴幼儿的个性和需求，根据他们的实际情况进行个性化的照料。

（五）正面教育原则

正面教育强调以积极、鼓励、肯定的方式引导婴幼儿成长，而非通过批评、惩罚等消极手段。值得一提的是，正面教育原则并非忽视婴幼儿的错误和不足；相反，它强调照护者以温和、理性的方式指出婴幼儿的错误，引导婴幼儿认识错误、改正错误，并从中吸取教训。这种教育方式有助于培养婴幼儿的自我反省和自我修正能力，使他们更好地应对生活中的挑战和困难。

首先，正面教育原则强调尊重婴幼儿的个性和需求。每个婴幼儿都是独一无二的个体，拥有不同的兴趣、特长和潜能。在教育过程中，照护者需要关注婴幼儿的个性特点，尊重他们的选择和意愿，给予他们充分的自由发展空间。通过肯定和鼓励，婴幼儿可以在成长过程中不断发掘自己的潜能，实现自我价值。

其次，正面教育原则倡导使用积极的沟通方式。在对婴幼儿进行照料时，照护者需要运用积极的沟通技巧，如微笑、倾听、表达、反馈等，与婴幼儿建立良好的关系。照护者通过使用专业的照料技术和积极的沟通，为婴幼儿提供高质量的回应性照料，给婴幼儿带来安全感和满足感。

最后，正面教育原则还注重培养婴幼儿的积极品质和习惯。在教育过程中，照护者需要引导、鼓励婴幼儿参与各种游戏和活动，培养他们的兴趣爱好和社交能力，引导婴幼儿形成正确的价值观、人生观和积极向上、乐观进取的心态，让婴幼儿在快乐中成长，全面发展。

二、婴幼儿回应性照料的策略

（一）创设良好的照料环境

环境影响个体发展。缺乏适宜的环境，婴幼儿将永远失去适应环境的能力。早期学习和成长的环境，影响个体自身认知和社会性发展。随着社会和经济的发展，国家制定了《托育机构设置标准（试行）》《托育机构管理规范（试行）》《托育机构保育指导大纲（试行）》等文件，要求托育机构提供健康、安全、丰富的生活和活动环境。

照料环境应该考虑以下几个方面：（1）安全性。照护者应该确保环境安全，消除潜在的危险因素，如尖锐物品、易碎物品，避免使用有毒有害材料等，确保婴幼儿的安全。（2）舒适性。托育机构应该为婴幼儿提供舒适的环境，包括适宜的温度、湿度、光线等；应该选择适合婴幼儿生理和心理的材料和玩具，让婴幼儿感到舒适和愉悦。

（3）教育性。照护者应该设置丰富多彩的教育环境，提供多种多样的玩具和活动，激发婴幼儿的兴趣和好奇心，促进婴幼儿的认知、语言和情感发展。（4）卫生性。照护者应该保持良好的个人卫生习惯，注重环境卫生，保持室内清洁、空气清新；应该定期清洁和消毒家具、玩具和设备，确保婴幼儿的健康。（5）适应性。照护者应该根据不同年龄段婴幼儿的需求，提供适合不同年龄段的活动和玩具；应该根据婴幼儿的个体差异和特殊需求，提供个性化服务和支持。

（二）学会敏锐观察、精准解读和及时回应

学会敏锐观察、精准解读和及时回应婴幼儿对照护者来说是非常重要的。由于婴幼儿无法用言语精准表达他们的需求和情感，因此照护者需要通过观察婴幼儿的行为、表情和身体语言来理解其需求和感受，并及时做出回应。

首先，观察婴幼儿的表情和情绪。照护者要通过婴幼儿的面部表情、眼神和身体姿势来观察了解婴幼儿的情绪状态，如开心、生气、紧张等。其次，解读婴幼儿的需求。照护者要根据婴幼儿的行为和表现来判断他们的需求，如是否饥饿、困倦、不舒服等。最后，及时回应婴幼儿的需求。照护者要根据观察和解读的结果，及时回应婴幼儿的需求，如喂奶、换纸尿裤、哄睡等。

（三）重视高质量互动

高质量互动是婴幼儿教育中不可或缺的一部分。高质量互动不仅能帮助婴幼儿建立安全感、信任感，还能建立良好的亲子依恋关系。高质量互动从婴幼儿的需求出发，体现在运动、游戏、娱乐、学习和日常的互动中，在陪伴和互动活动中引起婴幼儿的共鸣，潜移默化地实现培养和引导。

高质量互动有以下技巧：（1）注意力集中。照护者要做到高质量互动，而非旁观，将注意力放在婴幼儿身上，最大化提高互动质量。（2）爱意的表达。拍拍肩、摸摸头、抱一抱、和婴幼儿一起开怀大笑，这些都能让婴幼儿感受到被爱。（3）跟随婴幼儿的兴趣。照护者要观察婴幼儿的日常行为，了解他们的兴趣爱好，引导婴幼儿进行有益的探索。

幼有优育

《托育从业人员职业行为准则（试行）》

1. 坚定政治方向；2. 自觉爱国守法；3. 传播优秀文化；4. 注重情感呵护；5. 提供科学照护；6. 保障安全健康；7. 践行家托共育；8. 提升专业素养；9. 加强团队协作；10. 坚守诚信自律。

资料来源：国家卫生健康委办公厅关于印发托育从业人员职业行为准则（试行）的通知［EB/OL］. 中国政府网，2022-11-23.

项目小结

本项目聚焦于婴幼儿回应性照料概述，明确婴幼儿回应性照料的概念及内容、意义与要求、原则与策略。本项目确立了婴幼儿回应性照料的知识、能力和素养三大目标，强调科学的照料理念在照料过程中的核心地位。本项目在概念与内容部分详细阐述了婴幼儿回应性照料的概念，明确了婴幼儿照料中的饮食照料、清洁照料、如厕照料、睡眠照料、穿脱衣物照料、体育锻炼照料等六大任务。在意义与要求部分，本项目不仅解释了婴幼儿回应性照料的重要性，还提出了给予婴幼儿充分的关注、理解婴幼儿的生理需求和心理需求、及时给予婴幼儿积极且适宜的回应、为婴幼儿树立良好的榜样、引导和支持婴幼儿主动发展的要求。在原则与策略部分，本项目解释了安全性原则、尊重原则、及时回应原则、发展适宜性原则、正面教育原则等原则；提出了回应性照料的策略：创设良好的照料环境，学会敏锐观察、精准解读和及时回应，重视高质量互动。综上，本项目为婴幼儿照料提供了理论指导，旨在引导照护者用科学的照料理念开展婴幼儿照料工作。

同步练习

一、单选题

1. (　　) 启示照护者要为婴幼儿树立良好的榜样。

A. 静止的脸实验　　B. 视崖实验

C. 班杜拉的观察学习理论　　D. 三山实验

2. (　　) 是婴幼儿照料工作的首要原则。

A. 发展适宜性原则　　B. 安全性原则

C. 尊重原则　　D. 正面教育原则

3. 为不同年龄段婴幼儿提供不同的材料和玩具，体现了 (　　)。

A. 发展适宜性原则　　B. 安全性原则

C. 尊重原则　　D. 正面教育原则

二、判断题

1. 回应性照料对婴幼儿至关重要，有助于婴幼儿身体、语言、认知、情感和社会性等方面的发展。(　　)

2. 照护者的知识水平、思想观念和行为习惯等对婴幼儿回应性照料的影响可忽略不计。(　　)

3. 照护者应为婴幼儿提供安全、无毒的玩具，时刻注意并及时消除婴幼儿活动范围内的危险因素。(　　)

三、简答题

1. 婴幼儿回应性照料包括哪些内容？

2. 回应性照料对婴幼儿成长和发展具有什么意义？

3. 在实施婴幼儿回应性照料时应遵循哪些原则？

四、思考题

在婴幼儿饮食照料实践中，照护者应该遵循哪些科学的照料观？照护者如何提升自身的职业素养？请结合实际案例进行分析。

项目二 婴幼儿饮食中的回应性照料

学习目标

知识目标

1. 了解婴幼儿奶粉喂养的基础知识；
2. 理解婴幼儿辅食制作的基础知识；
3. 掌握婴幼儿进餐指导的要点。

能力目标

1. 能够科学合理地对婴幼儿进行奶粉喂养；
2. 能够根据婴幼儿不同的年龄特点制作辅食；
3. 能够正确指导婴幼儿进餐。

素养目标

具备较强的责任意识和安全意识，具有仁爱之心，细心、耐心为婴幼儿提供科学、规范的饮食照料。

案例导入

偏食、挑食的小朋友

2 月初，草莓班新来了一位 18 月龄的小朋友，叫豆豆。杨老师发现豆豆小朋友对于某些食物的接受度不高，如胡萝卜、茄子、小白菜等；也拒绝尝试新的食物，喜爱吃的食物比较固定，如南瓜泥、土豆泥等；吃饭时偶有被食物卡到，出现反胃甚至呕吐的现象。杨老师还发现豆豆的身高、体重的增长速度似乎比同龄人慢。

问题：你如何看待豆豆偏食、挑食的问题？如果你是豆豆的老师，你如何纠正豆豆偏食、挑食的行为？

任务一　婴幼儿奶粉喂养

一、奶粉喂养的概念

当婴幼儿患有某些疾病，或者母亲患有某些传染病或精神性疾病，乳汁分泌不足或无乳汁分泌，不能纯母乳喂养婴幼儿时，就要实施人工喂养。以配方奶粉或其他乳品完全替代母乳喂养的方法，称为人工喂养。婴幼儿时期是生长发育最迅速的时期之一，婴幼儿对于营养需求比较大，每天需要补充大量的优质蛋白。《婴幼儿营养喂养评估服务指南（试行）》指出：“6 月龄～ 24 月龄婴幼儿每日仍需哺喂或饮奶。6 月龄婴儿每日哺喂奶类 5 ～ 6 次，奶量 800 ～ 1 000ml；8 月龄婴儿每日哺喂奶类 4 ～ 5 次，奶量 700 ～ 800ml；12 月龄婴幼儿每日哺喂奶类 2 ～ 3 次，奶量 600 ～ 700ml；18 月龄、24 月龄婴幼儿每日饮奶 2 ～ 3 次，奶量 400 ～ 600ml。”对于月龄段小的婴幼儿而言，奶粉是主食，其营养丰富、全面，也利于吸收和消化；而且奶粉里添加了多种益生元、微量元素等维生素和矿物质，能满足婴幼儿生长发育所需要的营养成分。在母乳不足或是不能母乳喂养的情况下，用奶粉代替母乳是较为合适的选择。

二、奶瓶、奶粉的选择

（一）奶瓶的选择

在选择婴幼儿奶瓶时，照护者应集中关注以下几个核心要素，以确保奶瓶既安全又适合婴幼儿的成长需求。

1. 材质

玻璃奶瓶因其耐高温、易于清洗消毒且不含有害物质而被认为是较为安全的选项。它适合新生儿和家中使用，但容易碎。

塑料奶瓶，尤其是标有“不含 BPA”的产品，是外出时的理想选择，因为它轻便且不易碎。照护者选择塑料奶瓶时，优先考虑聚丙烯（PP）材质，它是一种安全且耐用的塑料。

2. 奶嘴

奶嘴的设计应尽可能模仿母乳喂养的体验，以帮助婴幼儿顺利过渡。照护者选择奶嘴时要考虑奶嘴的柔软度、弹性以及能否适应婴幼儿的吸吮力度。奶嘴孔的大小应与婴幼儿的年龄和喂养需求相匹配（见表 2 - 1），以免婴幼儿吞咽过多的空气或奶液。

表 2－1　不同型号奶嘴参考表

型号	特点	适用月龄
圆孔小号	流速较慢	0～3 月
圆孔中号	流速适中	3～6 月
圆孔大号	流速较快	6～10 月

3. 口径

宽口径奶瓶便于清洗和消毒，且宽口径奶嘴更接近母乳喂养的体验，有助于婴幼儿更自然地吸吮。标准口径奶瓶更适合在外出时携带（见图 2－1）。

4. 容量与刻度

照护者要根据婴幼儿的年龄选择合适的奶瓶容量。例如，新生儿可能只需要 120mL 的奶瓶，而月龄段较大的婴幼儿可能需要 240mL 或更大容量的奶瓶。奶瓶上的刻度应清晰易读，有助于家长准确知悉奶量（见图 2－2）。

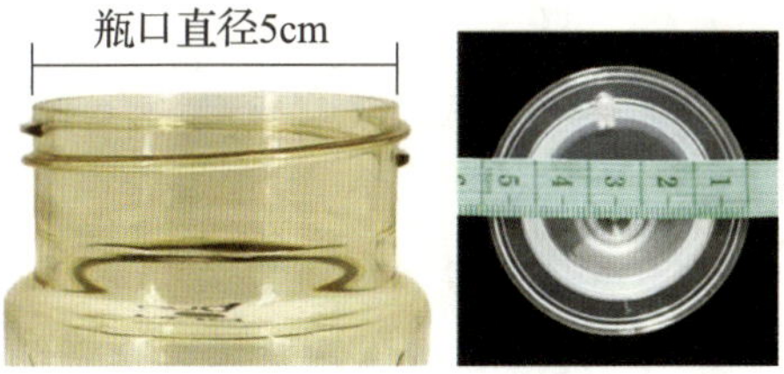

图 2－1　标准口径奶嘴

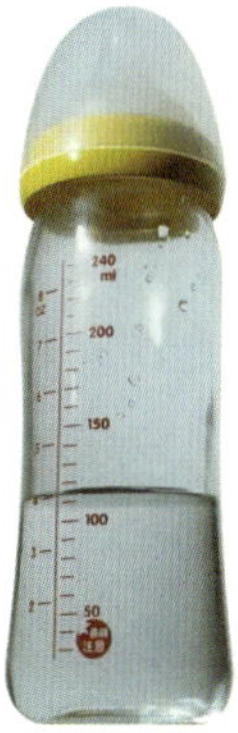

图 2－2　带有刻度的奶瓶

5. 耐用性与可维护性

照护者选择奶瓶时要考虑奶瓶的耐用性，尤其是塑料奶瓶，它们可能会因日常使用而出现磨损和划痕。照护者要定期检查奶瓶和奶嘴的磨损情况，并根据需要进行更换。

（二）奶粉的选择

照护者可以在选择奶粉前，咨询儿科医生或营养专家。他们可以根据婴幼儿的健康状况和营养需求提供个性化的建议，帮助照护者做出更合理的选择。在婴幼儿奶粉的选择上，照护者应集中关注以下几个核心要素。

1. 营养成分

照护者要为婴幼儿选择营养成分均衡且接近母乳的奶粉，特别要关注蛋白质的质量，确保其含有适量的 α－乳清蛋白和 β－酪蛋白，以及必需的脂肪酸，这些对婴幼儿的大脑和视力发育至关重要。

2. 适龄配方

婴幼儿在不同的成长阶段有不同的营养需求，不同奶粉的配方不同。

3. 品牌信誉

照护者要选择信誉良好的品牌，这些品牌通常有更严格的质量控制和更透明的生产过程。品牌的历史、市场反馈和专业认证都是评估品牌信誉的重要指标。

4. 特殊需求

如果婴幼儿有特殊医疗需求，如对牛奶蛋白过敏或乳糖不耐受，照护者应选择相应的满足特殊需求的配方奶粉，并遵循医生的指导。

5. 科学验证

照护者要选择那些经过临床研究和科学验证的奶粉。这些研究结果可以提供关于奶粉安全性和营养价值的实证支持。

幼有优育

如何判断奶粉是否适合婴幼儿？

奶粉是否适合婴幼儿，可以从婴幼儿吃完奶粉后的情况进行判断，观察婴幼儿有无胃肠道、精神方面的反应，以及体重增长情况。如果奶粉不适合婴幼儿，照护者应及时更换奶粉，避免影响婴幼儿生长发育。婴幼儿吃完奶粉后，照护者要注意观察其有没有恶心、呕吐、腹胀、腹痛等胃肠道症状；观察大便有没有性状改变，如大便不成形或是干结等；观察精神状况，有没有出现疲乏无力的情况。如果婴幼儿吃完奶粉后，没有出现上述不适症状，身体和精神状况较好，那么就可以继续吃，此时照护者要观察婴幼儿的体重变化情况。如果体重在正常范围内，说明此奶粉适合婴幼儿；如果体重不在正常范围内，可能是因为喂养方式不正确，也可能是因为奶粉不适合，照护者可以据此及时调整喂养方式或者更换奶粉。如果婴幼儿吃完奶粉后，出现身体不适、精神状况不佳等情况，说明此奶粉不适合，建议及时更换奶粉，避免不适症状加重，影响身体发育。

三、奶粉喂养

（一）冲调奶粉

1. 任务准备

（1）环境准备：母婴室温度适宜，光线柔和，地面整洁干净、无水渍。

（2）物品准备：已消毒的奶瓶、奶嘴、奶瓶盖、奶瓶夹、40℃～50℃的温开水，奶粉。

（3）照护者准备：摘取饰物，修剪指甲，清洁双手，仪表整洁，情绪饱满，掌握冲调奶粉的技巧。

（4）婴幼儿准备：心情愉悦，有进食需求。

2. 任务流程

（1）冲泡奶粉。

奶粉喂养

1）温开水倒入奶瓶：在清洁的奶瓶里倒入需要的温开水（见图 2－3）。煮沸过的水要冷却至奶粉说明书要求的温度。

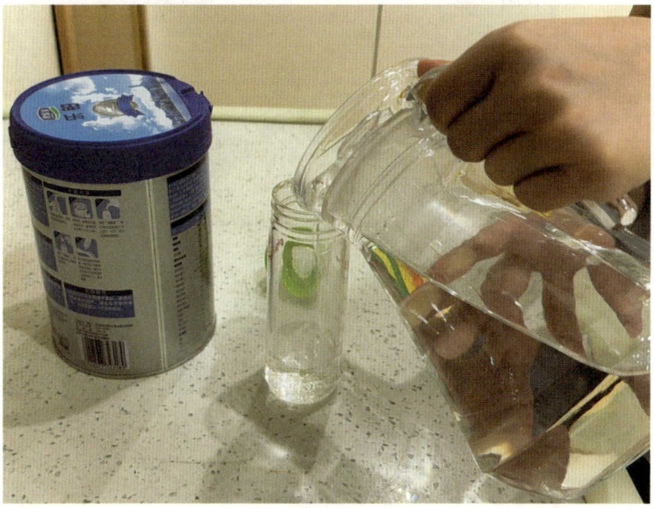

图 2－3　倒入温开水

2）倒入奶粉：用本罐（袋）奶粉提供的勺子舀起奶粉，对准奶瓶口倒入（见图 2－4）。

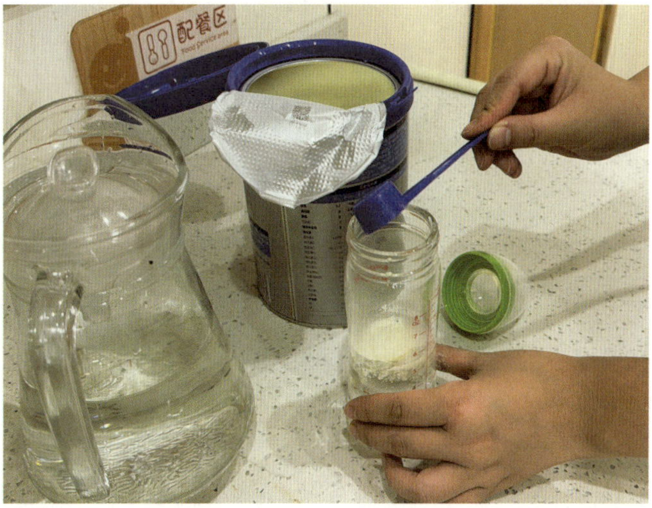

图 2－4　倒入奶粉

3）溶解奶粉：套上奶嘴并拧紧，缓慢左右摇晃奶瓶，让奶粉充分溶解（见图 2－5）。

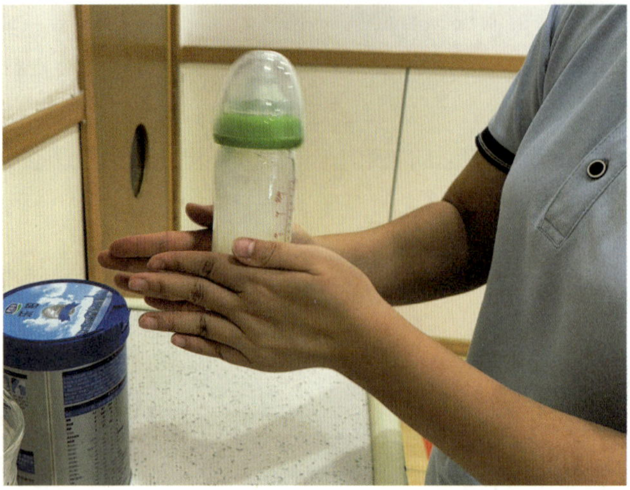

图 2-5　溶解奶粉

4）检查温度及流速：将奶瓶倒置，手不要碰到奶嘴，让奶液自动流出，确定滴速和温度是否恰当（见图 2-6）。奶嘴滴速过快容易使新生儿来不及下咽而发生呛奶，过慢则容易造成新生儿吸吮困难。新生儿时期一般选用圆孔小号奶嘴。

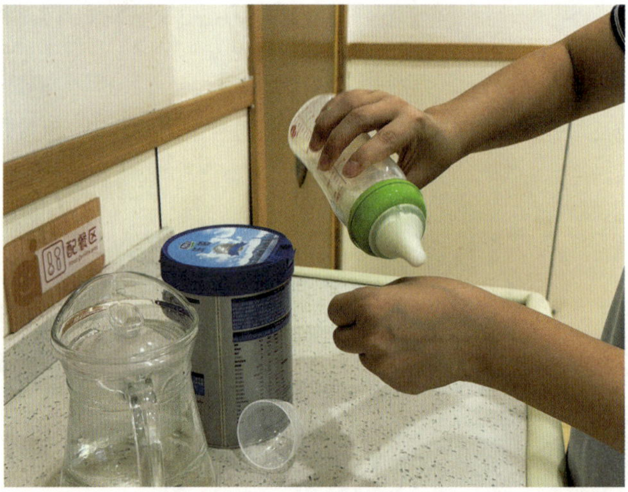

图 2-6　检查温度与流速

5）奶粉储存：罐装奶粉每次使用后务必盖紧盖子，袋装奶粉每次使用后将袋口封严，将其储存在阴凉、干燥的地方。

（2）奶粉喂养。

1）哺乳的姿势。

第一，哺乳者将婴幼儿抱起，使之斜靠在臂弯中，左右方向不限。哺乳者和婴幼儿都以舒适的方式坐定后开始哺乳。

第二，婴幼儿的生理需求将使之转头寻找奶瓶，哺乳者用奶嘴轻触婴幼儿的嘴角，当婴幼儿张嘴时将奶嘴放入其口中。

第三，哺乳者调整奶瓶方向，将有气孔的方向朝上，使奶嘴内充满奶液，避免婴幼儿吸入过多的空气。

2）哺乳时间。

第一，正常情况下，每次哺乳的时间为 10 ～ 15 分钟，两次哺乳间隔时间为 3 ～ 4 小时。

第二，若哺乳时间过短，婴幼儿可能没有吃到足够的奶，或者因为奶嘴流速过快引起呛奶。

第三，若哺乳时间过长，如超过 30 分钟，或者婴幼儿在迷迷糊糊的状态下，则可能导致哺乳过量，不利于身体消化吸收。

3）哺乳后拍嗝。

哺乳者哺乳后将婴幼儿轻轻抱起使其趴伏在自己的肩上，用空心掌以适度的力量和频率，由婴幼儿的背中部逐渐往上拍打，使婴幼儿打嗝，将吸入胃中的空气排出。

3. 整理与记录

（1）哺乳者洗手，清洁消毒用物，将物品归位。

（2）哺乳者观察婴幼儿情绪反应、哺乳状况，将婴幼儿哺乳时间、时长和奶量等记录下来（见表 2－2）。

表 2－2 奶粉喂养情况观察记录表

<table>
<tr><td colspan="5">姓名： 性别： 月龄：</td></tr>
<tr><th>日期</th><th>哺乳时间</th><th>哺乳时长</th><th>单次奶量（mL）</th><th>全天奶量（mL）</th></tr>
<tr><td rowspan="3"></td><td></td><td></td><td></td><td rowspan="3"></td></tr>
<tr><td></td><td></td><td></td></tr>
<tr><td></td><td></td><td></td></tr>
<tr><td rowspan="3"></td><td></td><td></td><td></td><td rowspan="3"></td></tr>
<tr><td></td><td></td><td></td></tr>
<tr><td></td><td></td><td></td></tr>
<tr><td rowspan="3"></td><td></td><td></td><td></td><td rowspan="3"></td></tr>
<tr><td></td><td></td><td></td></tr>
<tr><td></td><td></td><td></td></tr>
<tr><td colspan="5">情况分析：</td></tr>
</table>

（二）奶粉喂养注意事项

（1）冲调的奶粉量及水量必须按奶粉包装上指示量取，以避免过浓或过稀。

（2）冲调奶粉时先加水，保证水和奶粉的比例准确。

（3）用奶粉勺量取奶粉时，应将勺内的奶粉刮平。

（4）溶解奶粉时不要上下摇晃奶瓶，可左右匀速摇动。

（三）奶粉喂养的回应性照料要点

（1）哺乳者在哺乳过程中，通过婴幼儿的动作、表情、声音及哭闹信号判断其需求。

（2）哺乳者在给婴幼儿哺乳的过程中，要随时观察婴幼儿的呼吸、面色、呛咳等情况。

（3）哺乳者边哺乳边与婴幼儿进行眼神、语言交流，及时做出恰当的回应，如“宝贝你已经饿了吗”“宝贝你喝得真满足，大口喝奶的宝贝最棒”。

（4）哺乳者鼓励但不强迫婴幼儿进食，让其逐步学会独立进食。

（5）月龄段小的婴幼儿哺乳后要及时拍嗝，避免吐奶、溢奶。

幼有优育

国家卫生健康委办公厅关于印发婴幼儿喂养健康教育核心信息的通知

国卫办妇幼函〔2020〕649号

各省、自治区、直辖市及新疆生产建设兵团卫生健康委：

为贯彻落实《健康中国行动（2019—2030年）》，指导儿童家长和社会公众树立科学育儿理念，普及婴幼儿喂养健康知识和技能，提升群众健康素养水平，促进儿童健康成长，我委组织编写了《婴幼儿喂养健康教育核心信息》。现印发给你们，供参考使用。

国家卫生健康委办公厅

2020年7月29日

婴幼儿喂养健康教育核心信息

婴幼儿喂养主要包括儿童从出生到3岁期间的母乳喂养、辅食添加、合理膳食和饮食行为培养。这一时期是生命最初1 000天中的重要阶段，科学良好的喂养有利于促进儿童健康，为其一生发展奠定良好基础。通过强化健康教育，向父母、养育人和社会公众传播婴幼儿科学喂养的重要意义，普及喂养知识和技能，是改善儿童营养状况、减少和控制儿童营养不良和疾病发生的重要措施。

资料来源：国家卫生健康委办公厅关于印发婴幼儿喂养健康教育核心信息的通知［EB/OL］. 中国政府网，2020-07-29.

任务二 婴幼儿辅食制作

一、添加辅食的意义

随着婴幼儿年龄的增长，消化系统逐渐成熟，胃容量也在增大，同时牙齿开始萌出，这表明他们对营养的需求在不断增长。对于6个月以上的婴幼儿来说，单纯的母乳喂养已经不足以满足其生长发育的需求，因此婴幼儿的膳食需要从出生时的纯乳类，逐步过渡到以乳类为主、谷类为辅的结构。添加辅食对婴幼儿成长和发展具有重要意义，它们共同作用于婴幼儿的生理、心理和社会性发展，为婴幼儿的全面发展打下坚实基础。

（一）满足婴幼儿的营养需求

婴幼儿在出生后的前几个月主要依赖母乳或奶粉来获取营养。然而，随着他们的成长，这些单一的食物来源可能无法提供足够的营养。因此，适时添加辅食对于满足婴幼儿的营养需求至关重要。

（二）锻炼婴幼儿咀嚼能力

咀嚼能力的锻炼对于婴幼儿的口腔肌肉发展至关重要。随着辅食的引入，婴幼儿开始尝试各种质地的食物，从泥状食物逐渐过渡到软食、硬食，这有助于他们学会如何使用牙齿和舌头来咀嚼食物。咀嚼不仅有助于食物的消化，还能促进面部肌肉的发展，这对语言能力的发展非常重要。此外，咀嚼还能帮助婴幼儿更好地体验食物的口感和味道，从而增加对食物的兴趣。

（三）促进婴幼儿味觉发育

味觉发育是婴幼儿早期感官发展的一个重要方面。通过添加辅食，婴幼儿可以接触各种不同的味道。这种多样化的味觉体验有助于婴幼儿味觉系统的发展，使他们能够辨别和欣赏各种食物的味道。味觉体验的多样化也有助于婴幼儿提高对不同食物的接受度，减少挑食行为，促进健康饮食习惯的形成。

（四）培养婴幼儿健康的饮食习惯

多样化的辅食添加对于婴幼儿饮食习惯的建立至关重要。它让婴幼儿有机会接触各种口味和质地的食物，从而培养他们对不同食物的接受度。这种早期的味觉体验有助于预防挑食和偏食，激发婴幼儿对健康饮食的兴趣。照护者应提供色彩丰富、营养均衡的辅食，鼓励婴幼儿尝试新食物，同时避免强迫喂食，以培养他们自主选择健康饮食的能力。通过这种方式，婴幼儿不仅能够获得必要的营养，还能在享受食物的过程中，逐步形成健康的饮食习惯。

（五）支持婴幼儿认知发展

辅食添加是婴幼儿认识世界的重要途径。通过尝试不同食物，他们能够了解食物的多样性，包括颜色、形状、口感和味道。这一过程不仅丰富了他们的感官体验，还有助于他们认知的发展。照护者在辅食添加过程中的引导和教育，可以增强婴幼儿对食物的认知，培养他们对健康饮食的兴趣。同时，这一过程也锻炼了他们的决策能力和自主性，为形成良好的饮食习惯奠定基础。

（六）提升婴幼儿运动技能

添加辅食阶段是婴幼儿运动技能发展的关键时期。在这一阶段，婴幼儿开始尝试使用手或餐具自行进食，这一过程对他们的手眼协调能力、握持能力和精细运动技能的发展具有显著促进作用。通过自主抓取食物，婴幼儿能够练习控制手部肌肉，提高手的灵活性和准确性。使用勺子等餐具进食，进一步锻炼了他们的协调能力，为日后书写、绘画等精细动作打下基础。照护者应鼓励婴幼儿在安全、卫生的环境中尝试自主进食，促进其运动技能的全面发展。

幼有优育

世界卫生组织（WHO）对婴儿和幼儿的健康饮食建议

在儿童生命的最初两年内，营养得当会促进健康生长并改善认知发育，也会降低在生命晚些阶段出现体重过重或肥胖，以及发生非传染性疾病的危险。

对婴儿和儿童的健康饮食建议与成年人类似，但以下因素也十分重要。

- 应在生命头六个月对婴儿进行纯母乳喂养。
- 应对婴儿持续进行母乳喂养，直至 2 岁或更久。
- 在 6 个月后，应在进行母乳喂养的同时，适当添加各种营养充分的安全稠食。不应在辅食中添加盐和糖。

二、添加辅食的原则

（一）由单一到多样的原则

开始添加辅食时，应从单一食物开始，如米糊或单一种类的蔬菜泥，这是因为单一食物可以降低过敏的风险，并且便于照护者观察婴幼儿对新食物的接受程度。随着婴幼儿对单一食物不断适应，照护者可以逐步引入更多种类的食物，如不同种类的蔬菜、水果、肉类和谷物，以丰富他们的营养摄入和口味体验。多样化的食物不仅能够提供全面的营养，还能帮助婴幼儿建立对各种食物的接受度，为日后形成均衡饮食习惯打下基础。

（二）由少到多的原则

初次添加辅食时，应从少量开始，如一小勺，以测试婴幼儿对新食物的反应。随着婴幼儿对辅食的适应，可以逐步增加食物的量，以满足他们不断增长的能量和营养需求。在这一过程中，照护者需要密切观察婴幼儿的用餐信号，避免过量喂食。此外，随着婴幼儿年龄的增长，他们的胃容量和消化能力也会逐渐增强，食物的量也应相应增加。

（三）由稀到稠的原则

辅食的质地应从稀薄开始，如蔬菜汁或水果泥，以便于婴幼儿吞咽和消化。随着婴幼儿年龄的增长和咀嚼能力的增强，辅食的质地应逐渐变得浓稠，如半固体或固体食物。这一过程有助于婴幼儿逐步适应不同质地的食物，促进口腔肌肉的发展。此外，浓稠的食物可以提供更多的能量和营养，满足婴幼儿快速生长的需求。

（四）由细到粗的原则

开始时，辅食应制作得非常细腻，以便于婴幼儿消化吸收。随着婴幼儿牙齿的萌出和咀嚼能力的提高，照护者可以逐渐增加食物的颗粒度，从而促进婴幼儿咀嚼肌的发育和牙齿的健康。这一过程不仅有助于婴幼儿的口腔肌肉发展，还能帮助他们学会如何咀嚼和吞咽不同质地的食物。此外，适当的粗糙食物可以刺激婴幼儿的味觉和嗅觉，增加他们对食物的兴趣。

（五）循序渐进的原则

添加辅食是一个渐进的过程，需要根据婴幼儿的发育阶段和个体差异来调整。照护者应有耐心，逐步引导婴幼儿适应各种食物，避免急于求成。在添加新食物时，照护者应给予婴幼儿足够的时间来适应，通常建议每次引入一种新食物，并观察 2 ～ 3 天，以确保婴幼儿没有不良反应。此外，照护者还应根据婴幼儿的喜好和需求，适时调整食物的种类和口味，以提高他们对食物的接受度。

（六）低糖无盐的原则

由于婴幼儿的肾脏和消化系统尚未完全发育，因此辅食中应避免添加额外的糖和盐。过多的糖分摄入可能会导致婴幼儿有肥胖、牙齿问题，增加未来患糖尿病的风险。过多的盐分摄入可能增加婴幼儿肾脏的负担，影响其健康。因此，照护者在准备辅食时，应尽量使用食物的天然风味，避免添加糖和盐。这有助于培养婴幼儿对食物原味的喜好，并预防未来可能出现的健康问题。

（七）在婴幼儿身体健康时添加

添加辅食应在婴幼儿身体健康、无疾病时进行，以确保他们能够较好地接受和消化新食物。在婴幼儿生病或身体不适时，应暂缓添加新食物，以免加重肠胃负担或引起不适。此外，照护者还应注意观察婴幼儿在添加辅食后的身体反应，如出现过敏症状、消化不良或体重增长异常等情况应及时就医，并根据医生的建议调整辅食添加计划。

三、辅食制作

（一）辅食制作的方法

1. 蔬果汁的制作

（1）青菜汁的制作。

选择新鲜无农药残留的青菜，彻底清洗后去除茎部，只保留嫩叶部分；将青菜叶切成小块，用沸水焯烫以去除草酸，然后迅速冷却以保持营养和色泽；将焯烫后的青菜叶放入搅拌机中，加入适量温开水，搅拌成细腻的汁液。为确保安全，使用细密的过滤器将青菜汁过滤，去除残渣；将过滤后的青菜汁按需稀释，调整至适宜的浓度，确保温度适宜后，可提供给婴幼儿。

青菜汁的制作方法

（2）苹果汁的制作。

选用新鲜的有机苹果，彻底清洗后去核切块；使用榨汁机榨取果汁，并使用细密的过滤器去除果肉，确保果汁顺滑；根据婴幼儿的年龄和消化能力，将苹果汁与温开水按适当比例稀释；检查果汁温度，确保适宜，然后分装至干净容器中供婴幼儿食用。

苹果汁的制作方法

（3）橙汁的制作。

选用新鲜成熟的橙子，彻底清洗以去除表面污垢和农药残留；将橙子剥皮并分离出果肉，去除核和白色筋膜部分；使用榨汁机或手动挤压方法提取橙汁，确保汁液纯净；为适应婴幼儿的消化和口味，将新鲜橙汁与温开水按适当比例稀释，以降低糖分和酸度；用细密的过滤器过滤稀释后的橙汁，保证口感顺滑无渣；检查橙汁的温度，确保适宜后分装，供婴幼儿食用。

橙汁的制作方法

2. 泥状食物的制作

（1）蛋黄泥的制作。

取新鲜鸡蛋，将鸡蛋煮熟后去壳，分离出蛋黄；在小碗中用叉子或专用研磨工具压碎蛋黄，直至成为细腻的泥状。为了调整口感和营养，可以适量加入母乳、奶液或温水，搅拌均匀，使蛋黄泥更加柔滑且易于婴幼儿吞咽；确保蛋黄泥的温度适宜，无颗粒感后分装，供婴幼儿食用。

蛋黄泥的制作方法

（2）土豆泥的制作。

选择新鲜不发芽的土豆，彻底清洗后去皮，切成小块；将土豆块放入蒸锅中蒸熟至软烂，以便容易压成泥状；蒸熟的土豆块取出后，用叉子或土豆压泥器压成细腻无块的土豆泥，如有必要，可适量加入母乳、奶液或温开水进行稀释，以调整土豆泥的浓度和口感，使其更适合婴幼儿消化；温度适宜后分装，供婴幼儿食用。

土豆泥的制作方法

（3）猪肝泥的制作。

选用新鲜且经过检疫合格的猪肝，彻底清洗以去除血水和杂质；将猪肝切成小块，用沸水焯烫以去除腥味和残留血水，迅速捞出并过冷水以保持嫩度；将处理好的猪肝块放入蒸锅中蒸至彻底熟透；蒸熟后，将猪肝与少量母乳、奶液或温开水一同放入搅拌机中，搅拌成细腻柔滑的泥；在搅拌过程中，注意调整水的添加量，确保猪肝泥的稠度适中，易于婴幼儿吞咽；检查猪肝泥的温度，确保适宜且无异物后分装，供婴幼儿食用。

猪肝泥的制作方法

3. 粒状食物的制作

（1）胡萝卜粒的制作。

挑选新鲜且无病虫害的胡萝卜，彻底清洗后削去外皮；将胡萝卜切成小粒状，大小以适合婴幼儿咀嚼和吞咽为宜。为了确保胡萝卜粒熟透且易消化，将胡萝卜粒放入蒸锅中蒸熟至软烂；蒸熟的胡萝卜粒应再次检查，确保没有过硬的小块且温度适宜后分装，供婴幼儿食用。照护者要观察婴幼儿的反应，确保他们能够安全地咀嚼和吞咽胡萝卜粒。制作过程中，所有工具和容器必须清洁卫生，避免污染。

胡萝卜粒的制作方法

（2）鸡肉粒的制作。

选择新鲜无骨的鸡胸肉，清洗干净后切成小块，大小适合婴幼儿的咀嚼能力；将鸡肉块放入沸水中煮熟，确保完全杀菌且肉质变软；煮熟后，将鸡肉块捞出并冷却至室温，然后用食物剪将鸡肉块剪成更小的粒状，确保没有长纤维和硬块，以便婴幼儿咀嚼和吞咽。鸡肉粒可直接食用，或根据婴幼儿的喜好和需要，与适量的蔬菜粒混合搭配。确保鸡肉粒的温度适宜，无异物后分装，供婴幼儿食用。在食用过程中，照护者要密切观察婴幼儿的反应。

鸡肉粒的制作方法

（3）豆腐粒的制作。

豆腐粒的制作方法

选用质地柔嫩的内酯豆腐或嫩豆腐，确保新鲜无异味；将豆腐从盒中取出，小心地切成小块，大小适中以适应婴幼儿的咀嚼能力。为了提升豆腐的口感和营养，豆腐粒与蒸熟的蔬菜粒可以混合，如与胡萝卜粒或菠菜粒混合；在混合前，所有蔬菜都要预先蒸熟并切成小块。豆腐粒和蔬菜粒混合后，可以适量加入母乳、奶液或温开水进行稀释，以调整豆腐粒的稠度，使其更易于婴幼儿吞咽；检查豆腐粒的温度，确保适宜且无硬块，分装后供婴幼儿食用。

4. 多样化辅食的制作

（1）猪肝蔬菜粥的制作。

准备新鲜猪肝、大米以及胡萝卜、菠菜等多种蔬菜。将猪肝清洗干净后切片，用沸水焯烫去除血水和腥味，然后取出切成小块；大米淘洗干净后加水煮沸，转小火煮至软烂；胡萝卜、菠菜清洗后切丁或适当切碎，根据婴幼儿的消化能力调整蔬菜粒大小。待粥煮至黏稠时，加入处理好的猪肝和蔬菜，继续煮至蔬菜熟透。注意不要添加任何调味料；确保粥的温度适宜，分装后供婴幼儿食用。

猪肝蔬菜粥的制作方法

（2）番茄鸡蛋面的制作。

准备新鲜番茄、鸡蛋和适合婴幼儿消化的面条，如细面条或碎面条。将番茄在热水中烫一下去皮，然后切成小块或用搅拌机打成泥状；鸡蛋打散调匀；面条按照说明书煮至软烂；将番茄泥加热至温热，然后将打散的鸡蛋液缓慢倒入，轻轻搅拌至鸡蛋液凝固；将煮好的面条和番茄鸡蛋混合，调整至适宜的温度；确保食物中无硬块且温度适宜，分装后供婴幼儿食用。

番茄鸡蛋面的制作方法

（3）什锦软饭的制作。

精心挑选准备新鲜且易消化的食材，可以是土豆、胡萝卜、豌豆、玉米和鸡胸肉等。将土豆、胡萝卜洗净并切成细小的丁，鸡肉切成小丁，确保所有食材的大小适合婴幼儿的咀嚼能力；将软米或胚芽米按照适当的比例放入锅中，用小火煮至米饭软烂；在另一个锅中加入适量的食用油，先放入鸡肉丁翻炒至熟，再加入土豆丁、胡萝卜丁、豌豆粒、玉米粒继续翻炒至熟软；将炒好的什锦食材与煮好的软饭混合，确保食材分布均匀且米饭保持软糯。整个烹饪过程中无需添加调味料或仅使用极少量的盐。检查食物的温度，确保温度适宜且无硬块后分装，供婴幼儿食用。

什锦软饭的制作方法

（二）辅食制作注意事项

（1）在准备食物前，务必彻底清洗双手，并对所有接触食物的表面和工具进行清洁消毒，以避免任何细菌或病毒的污染。

（2）确保所有食物都煮熟，特别是肉类和蛋类，以预防食源性疾病和寄生虫感染。

（3）所有照护者都应接受婴幼儿食品安全和营养的培训，并与家长保持沟通，了解婴幼儿的饮食偏好和过敏史，确保喂食过程既安全又营养。

（4）婴幼儿的肾脏功能尚未成熟，应避免在辅食中添加盐、糖和其他调味料，以免增加肾脏负担。

（5）婴幼儿进食时，照护者应密切观察婴幼儿的反应，确保安全，并详细记录婴幼儿的进食情况，包括进食时间、食物种类、食量及不良反应（见表2-3），以便于追踪和评估。

表 2-3 辅食喂养情况观察记录表

姓名：		性别：	月龄：	
日期	进食时间	食物种类	食量（mL）	有无不良反应
情况分析：				

（三）辅食制作的回应性照料要点

（1）密切观察婴幼儿对不同辅食的接受程度和身体反应，根据他们的喜好和需求调整食物的种类和口味。针对月龄段较大的婴幼儿，制作辅食前，照护者可询问婴幼儿今天想吃什么，并为婴幼儿介绍食材，传授基本的营养知识，培养他们对健康饮食的认识。

（2）在进餐过程中，照护者与婴幼儿保持正面的交流和互动，创造一个愉快的用餐氛围，这有助于婴幼儿建立对食物的积极态度。例如，照护者可以说："宝宝你是一个爱吃蔬菜的乖宝宝""宝宝你吃得真香，把饭菜吃得干干净净的"等来鼓励婴幼儿进食。

（3）随着婴幼儿的成长，照护者可以鼓励他们自己尝试用手抓食物或使用勺子，培养自主进食的能力。例如，照护者可以说："宝宝你已经学会用勺子吃饭了，真棒呀。"

（4）进餐结束后，照护者可以请婴幼儿自己整理围兜、衣物，月龄段较大的幼儿还可以擦桌子等。让婴幼儿理解进餐礼仪和个人卫生的重要性，培养婴幼儿的自理能力，增强责任感。

幼有优育

科学喂养婴幼儿

根据《国务院办公厅关于促进 3 岁以下婴幼儿照护服务发展的指导意见》（国办发〔2019〕15 号）要求，依据《托育机构婴幼儿喂养与营养指南（试行）》，托育机构应遵循婴幼儿成长特点和规律，为婴幼儿提供科学、规范的喂养服务，针对 6～24 月龄婴幼儿和 24～36 月龄幼儿特点，提出了喂养与营养要点。同时对婴幼儿进行食育——让婴幼儿感受和认识食物，培养饮食行为，体验饮食文化，提出了指导和建议。

资料来源：国家卫生健康委办公厅关于印发托育机构婴幼儿喂养与营养指南（试行）的通知［EB/OL］. 中华人民共和国国家卫生健康委员会人口监测与家庭发展司官网，2021-12-28.

任务三　婴幼儿进餐指导

一、制订进餐计划

（一）7～12 月龄婴儿一周食谱

7～12 月龄婴儿的饮食计划中，乳类摄入和辅食引进同样重要。照护者要每天保持母乳或配方奶的充足供应，同时逐步添加辅食，辅食应符合此年龄阶段婴儿的特点，注重细腻和易消化。辅食以米粥、稀面条、软馄饨等为主，并逐渐增加食物种类和密度。烹调方式以蒸、煮、煨为主，不加盐，避免使用刺激性调料。照护者每天可安排水果泥、蔬菜泥等为婴儿补充维生素，肉泥、鱼泥等为婴儿补充蛋白质。在引入新食材时，建议每次只引进一种，照护者要观察婴儿的适应情况。食谱应包括米粥、稀面条、软蔬菜泥、苹果泥、蛋黄泥和鱼泥等，确保营养均衡。7～12 月龄婴儿一周参考食谱见表 2－4。

表 2－4　7～12 月龄婴儿一周参考食谱

时间	周一	周二	周三	周四	周五	周六	周日
8:00	奶 150～210mL 面包 1/3～1/2 片	奶 150～210mL 馒头 1/3～1/2 片	奶 150～210mL 豆沙包 1/3～1/2 个	奶 150～210mL 营养米粉 10～15g	奶 150～210mL 蛋糕 1/3～1/2 个	奶 150～210mL 面包 1/3～1/2 片	奶 150～210mL 菜包 1/3～1/2 个
10:00	奶 100～120mL 苹果 20g	奶 100～120mL 香蕉 20g	奶 100～120mL 橘子 20g	奶 100～120mL 猕猴桃 20g	奶 100～120mL 梨 20g	奶 100～120mL 牛油果 20g	奶 100～120mL 蓝莓 20g
12:00	肉末菜粥： 米 20～30g 青菜 20～30g 肉末 20～30g 油 3g	菠菜肉末面条： 面条 20～30g 菠菜 25～30g 肉末 20～30g 油 3g	厚粥： 米 20～30g 虾仁 15～20g 豌豆泥 20～25g 油 3g	荠菜肉末馄饨： 面皮 25～30g 荠菜 25～30g 肉末 25～30g 油 3g	厚粥： 米 20～30g 鸭肉末 20～30g 胡萝卜 30～40g 油 3g	菜心肉末水饺： 面皮 20～30g 菜心 20～30g 肉末 20～30g 油 3g	番茄肉末粥： 米 20～30g 番茄 20～30g 肉末 20～30g 油 3g

续表

时间	周一	周二	周三	周四	周五	周六	周日
15:00	奶 120～150mL 蓝莓 20g	奶 120～150mL 牛油果 20g	奶 120～150mL 猕猴桃 20g	奶 120～150mL 苹果 20g	奶 120～150mL 橙子 20g	奶 120～150mL 葡萄 20g	奶 120～150mL 梨 20g
18:00	肝泥碎菜面： 面条 20～30g 肝泥 20～30g 生菜 25～30g 油 3g	厚粥： 米 20～30g 带鱼（去骨） 20～30g 茄子 25～30g 油 3g	三色面： 面条 20～30g 肉末 10～20g 青菜 10～20g 胡萝卜 10～20g 油 3g	厚粥： 米 20～30g 鲳鱼（去骨） 20～30g 番茄 20～30g 油 3g	厚粥： 米 20～30g 肉末 20～30g 豆腐 20～30g 油 3g	厚粥： 米 20～30g 鸡肉末 20～30g 紫甘蓝 20～30g 油 3g	厚粥： 米 20～30g 鳕鱼（去骨） 20～30g 青菜 20～30g 油 3g
21:00	奶 150～210mL	奶 150～210mL	奶 150～210mL	奶 150～210mL	奶 150～210mL	奶 150～210mL	奶 150～210mL

（二）13 ～ 18 月龄幼儿一周食谱

13 ～ 18 月龄幼儿的饮食逐步过渡到固体和半固体食物，但每日仍需有一定量的乳类摄入。食物种类应比婴儿期更加丰富，仍须注意容易消化，软饭、厚粥、小面条和软馄饨等较为适宜。烹调方法可以多样化，包括蒸、煮和煨等，并可适量添加少量盐以增加风味。膳食中应包括不同种类的蔬菜、肉类、水果及谷物，确保为幼儿提供充足的营养素。食物包括但不限于菠菜软饭、鱼汤面条、苹果泥、鸡肉粥、胡萝卜泥、香蕉、猪肉末拌面和橙子泥。照护者要注意观察幼儿的反应，及时调整食谱，确保饮食多样化和营养均衡。13 ～ 18 月龄幼儿一周参考食谱见表 2－5。

表 2－5　13 ～ 18 月龄幼儿一周参考食谱

时间	周一	周二	周三	周四	周五	周六	周日
8:00	配方奶 180～210mL 鸡蛋麦片粥： 鸡蛋 25g 麦片 15g	配方奶 180～210mL 馒头 1 块	配方奶 180～210mL 豆沙包 1 个	配方奶 180～210mL 鸡蛋饼 1 个	配方奶 180～210mL 蛋糕 1 个	配方奶 180～210mL 面包 1 片	配方奶 180～210mL 菜包 1 个
10:00	配方奶 100～120mL 馒头 1 块 苹果 40g	配方奶 100～120mL 饼干 1 块 香蕉 40g	配方奶 100～120mL 蛋糕 1 块 橘子 40g	配方奶 100～120mL 花卷 1 个 猕猴桃 40g	配方奶 100～120mL 米糕 1 块 梨子 40g	配方奶 100～120mL 面包 1 个 牛油果 40g	配方奶 100～120mL 包子 1 个 蓝莓 40g

续表

时间	周一	周二	周三	周四	周五	周六	周日
12:00	软饭： 米 30～35g 肉末土豆丸： 生菜 45g 土豆 25g 肉末 25g 油 4g	青菜肉丝面： 面条 30g 青菜 40g 肉丝 30g 油 4g	软饭： 米 30～35g 虾仁蒸蛋： 虾仁 30g 青菜35～40g 蛋 50g 油 4g	四喜馄饨： 面皮 30g 荠菜 40g 肉末 25g 香菇 10g 虾皮 3g 油 4g	软饭： 米 30～35g 荤素炒三丝： 鸭肉 25g 香干 40g 胡萝卜 40g 油 4g	水饺： 面皮 30g 鸡蛋 50g 黄芽菜 45g 肉末 20g 虾皮 5g 油 4g	西式煨饭： 米 30～35g 番茄 45g 蛋 25g 肉末 30g 芝士 2g 油 3g
15:00	红枣米仁粥： 米 15g 红枣 10g 猕猴桃 40g	烤红薯： 红薯 20～30g 苹果 40g	鲜肉小馄饨： 面皮 20g 肉末 10g 油 2g 香蕉 40g	赤豆粥： 米 15g 赤豆 5g 糖 5g 梨 40g	花生粥： 米 15g 花生 5g 橙子 40g	香菇菜包： 面粉 20g 青菜 10g 香菇 5g 油 2g 蓝莓 40g	菠菜面条： 面条 20g 菠菜 10g 油 3g 葡萄 40g
18:00	洋葱牛肉面： 面条 30g 牛肉 20g 洋葱 20g 鸡蛋 25g 油 3g	软饭： 米 25～30g 滑溜鱼片： 青鱼（去骨） 20～25g 豌豆 40g 鸡蛋 50g 油 3g	五香煨面： 面条 30g 肉末 15g 油菜 30g 蘑菇 10g 香干 10g 胡萝卜 20g 油 3g	软饭： 米 25～30g 番茄烤鳕鱼： 鳕鱼（去骨） 25～30g 番茄 40g 油 3g	软饭： 米 25～30g 肉末丝瓜豆腐蛋： 肉末 20g 豆腐 20g 蛋 25g 丝瓜 40g 油 3g	软饭： 米 25～30g 鸡丝西蓝花： 鸡丝 30g 西蓝花 45g 油 3g	猪肝菜心面： 面条 30g 猪肝 25g 蛋 25g 菜心 45g 油 3g
21:00	配方奶 150～180mL	配方奶 150～180mL	配方奶 150～180mL	配方奶 150～180mL	配方奶 150～180mL	配方奶 150～180mL	配方奶 150～180mL

幼有优育

婴幼儿营养和饮食建议

多样化饮食：应逐渐引入各种不同的食物，包括谷物、蔬菜、水果、肉类、鱼类、乳制品和豆类，以确保婴幼儿能够获得广泛的营养素。

适量摄入：根据婴幼儿的年龄、体重和活动水平来确定食物的摄入量，以避免营养不足或过量。

关键营养素：强调特定营养素的重要性，如铁、锌、维生素 D、维生素 B 和必需脂肪酸等，这些营养素对婴幼儿的成长和发育至关重要。

食品安全：在准备和提供婴幼儿食物时，应确保食品安全，避免污染和食源性疾病。

饮食行为：提供有关培养健康饮食行为的建议，包括定时进食、避免过度喂养和鼓励自主进食。

（三）19～24 月龄幼儿一周食谱

19～24 月龄幼儿的饮食应更加多样化，逐步引入更多种类的食物和烹调方式。照护者可以开始尝试炒、蒸、煮和煨等多种烹调方式，适量增加调味料，如茄汁等，但仍需控制盐分和刺激性调料的量。膳食结构应包括各种蔬菜、水果、肉类、鱼类和谷物，确保全面的营养摄入。食物包括但不限于红烧鱼块配米饭、蒸胡萝卜、鸡肉配面条、炒菠菜、香蕉片和蒸南瓜。照护者通过使用丰富的食材和多样的烹调方式，提高幼儿对不同食物的接受度，确保营养均衡。19～24 月龄幼儿一周参考食谱见表 2－6。

表 2－6　19～24 月龄幼儿一周参考食谱

时间	周一	周二	周三	周四	周五	周六	周日
8:00	配方奶 150～180mL 鸡蛋饼： 鸡蛋 50g 面粉 20g 油 2g 糖 5g	配方奶 150～180mL 馒头 1 片 蜂蜜适量	配方奶 150～180mL 香奶麦片粥： 鸡蛋 50g 麦片 20g 牛奶适量	配方奶 150～180mL 豆沙包 1 个	配方奶 150～180mL 芝士蛋糕 1 块	配方奶 150～180mL 素菜包 1 个	配方奶 150～180mL 面包 1 片 果酱适量
10:00	配方奶 100～120mL 桂花糕 1 块 苹果 50g	配方奶 100～120mL 饼干 1 块 香蕉 50g	配方奶 100～120mL 奶油蛋糕 1 块 橘子 50g	配方奶 100～120mL 豆沙糕 1 块 猕猴桃 50g	配方奶 100～120mL 芝士蛋糕 1 块 梨子 50g	配方奶 100～120mL 奶油面包 1 个 牛油果 50g	配方奶 100～120mL 荠菜包子 1 个 蓝莓 50g
12:00	三丝面： 面条 30～35g 鳝丝 30g 胡萝卜 30g 茭白 30g 油 4g	软饭： 米 30～35g 滑溜鱼片： 青鱼（去骨） 30g 鸡蛋 50g 油 4g 香菇油菜： 青菜 40g 香菇 25g 油 4g	四喜馄饨： 面皮 35g 荠菜 40g 肉末 30g 香菇 15g 虾皮 3g 油 3g	软饭： 米 30～35g 虾仁蒸蛋： 虾仁 35g 蛋 50g 清炒生菜： 生菜 50g 油 4g	菠菜面： 面条 35g 肉末 20g 鸡蛋 50g 菠菜 50g 油 3g	软饭： 米 30～35g 番茄汁带鱼 带鱼（去骨） 30g 番茄 40g 油 4g 炒三丁： 豌豆 20g 土豆 15g 胡萝卜 20g 油 4g	软饭： 米 30～35g 肉丸： 猪肉 30g 炒菜花： 菜花 40g 油 4g
15:00	葱油花卷 1 个 草莓 50g	蒸鸡蛋 1 个 猕猴桃 50g	花色面包 1 个 香蕉 50g	小馄饨： 面皮 20g 猪肉 15g 梨 50g	赤豆粥： 米 20g 赤豆 5g 火龙果 50g	蒸鸡蛋 1 个 苹果 50g	杂碎面： 面条 15g 菜末 20g 甜橙 50g

续表

时间	周一	周二	周三	周四	周五	周六	周日
18:00	软饭： 米 30～35g 家乡红烧肉： 猪肉 30g 土豆 30g 清炒西葫芦： 西葫芦 30g 油 4g	软饭： 米 30～35g 葱油鸡丝： 鸡肉 30g 芝麻 5g 香爆茄子： 茄子 40g 黑木耳 10g 油 4g	牛肉煨饭： 米 30g 牛肉 30g 豌豆 20g 洋葱 15g 胡萝卜 20g 油 4g	猪肝面： 面条 35g 猪肝 35g 西蓝花 50g 油 4g	软饭： 米 30～35g 蒸鲳鱼 鲳鱼（去骨） 30g 蘑菇菜心： 青菜 40g 蘑菇 30g 油 4g	软饭： 米 30～35g 五香鸭丝： 鸭肉 30g 丝瓜 50g 豆腐 15g 油 4g	软饭： 米 30～35g 番茄炒蛋： 鸡蛋 50g 番茄 40g 肉末豆腐： 肉末 30g 豆腐 50g 油 4g
21:00	配方奶 150～180mL	配方奶 150～180mL	配方奶 150～180mL	配方奶 150～180mL	配方奶 150～180mL	配方奶 150～180mL	配方奶 150～180mL

（四）25～36 月龄幼儿一周食谱

25～36 月龄幼儿的饮食基本接近成人，但为了确保食物的消化和营养的吸收，建议照护者仍为其单独烹制食物。食物种类应更加丰富多样，烹调方法可以包括蒸、煮、煨和炒等，调味上可适量增加盐、酱油等，但仍需控制在健康范围内。食谱应涵盖多种蔬菜、水果、肉类、鱼类、豆制品和谷物。食物包括但不限于蒸鸡腿配米饭、炒西蓝花、苹果片、煨牛肉配面条、蒸胡萝卜、香蕉、红烧鱼配软饭和蒸南瓜。确保每餐营养均衡，色香味俱全，激发幼儿的食欲，培养良好的饮食习惯。25～36 月龄幼儿一周参考食谱见表 2－7。

表 2－7　25～36 月龄幼儿一周参考食谱

时间	周一	周二	周三	周四	周五	周六	周日
8:00	配方奶 150～180mL 韭菜鸡蛋饼 1 块	配方奶 150～180mL 小笼包 2～4 个	配方奶 150～180mL 椰奶麦片粥： 鸡蛋 50g 麦片 20g 椰奶适量	配方奶 150～180mL 面包 1 片 果酱适量	配方奶 150～180mL 水果蛋糕 1 个	配方奶 150～180mL 香菇素菜包 1 个	配方奶 150～180mL 豆沙包 1 个
10:00	配方奶 120～150mL 豆沙糕 1～2 块 火龙果 60g	配方奶 120～150mL 芝士蛋糕 1～2 块 猕猴桃 60g	配方奶 120～150mL 椰蓉饼干 1～2 块 香蕉 60g	配方奶 120～150mL 奶香馒头 1～2 块 梨 60g	配方奶 120～150mL 绿豆糕 1～2 块 甜橙 60g	配方奶 120～150mL 花卷 1～2 块 圣女果 60g	配方奶 120～150mL 肉松面包 1～2 块 葡萄 60g
12:00	玉米软饭： 米 30g 玉米 10g 三色鸡丁： 鸡肉 40g 豌豆 20g 胡萝卜 30g 油 4g	银芽炒面： 面条 40g 豆芽 35g 肉丝 35g 金针菇 15g 油 4g	六味馄饨： 面皮 35g 荠菜 30g 肉末 25g 虾仁 10g 蘑菇 10g 香干 10g 香菇 10g 油 4g	软饭： 米 40g 清蒸鲈鱼： 鲈鱼（去骨） 30g 清炒鸡毛菜： 鸡毛菜 50g 油 4g	海鲜煨饭： 米 40g 黄鱼（去骨） 30g 干贝 20g 紫甘蓝 40g	血糯米饭： 米 30g 血糯米 10g 双蛋时蔬： 菠菜 45g 鸡蛋 50g 皮蛋 10g 油 4g	鲜虾意面： 意大利面 40g 虾仁 40g 蘑菇 20g 芝士 10g 黄瓜 40g 油 3g

续表

时间	周一	周二	周三	周四	周五	周六	周日
15:00	黑芝麻糊： 米粉 20g 糖 5g 黑芝麻 10g 山竹 60g	蒸鸡蛋 1 个 火龙果 60g	山药粥： 米 25g 山药 10g 糖 5g 圣女果 60g	小馄饨： 面皮 25g 猪肉 20g 橙子 60g	圆子汤： 圆子 25g 糖 5g 西瓜 60g	核桃小蛋糕： 面粉 25g 核桃 5g 挂金灯 60g	赤豆粥： 米 25g 赤豆 5g 糖 5g 桃子 60g
18:00	清花水饺： 面皮 40g 猪肉 35g 黑木耳 15g 金针菜 15g 卷心菜 45g 油 4g	软饭： 米 40g 西芹牛肉： 牛肉 35g 西芹 40g 麻香干丝： 香干 20g 胡萝卜 35g 油 4g	软饭： 米 40g 五香鸭肝： 鸭肝 35g 香干 15g 茄子粉丝： 茄子 30g 粉丝 20g 油 4g	扬州炒饭： 米 35g 叉烧 20g 鸡蛋 50g 芹菜 30g 胡萝卜 30g 油 4g	软饭： 米 40g 双韭炒蛋： 韭菜 30g 韭黄 30g 鸡蛋 50g 油 4g 虾皮豆腐： 豆腐 30g 虾皮 10g	目鱼河粉： 河粉 40g 目鱼 30g 橄榄菜 45g 油 4g	软饭： 米 40g 番茄炒蛋： 番茄 40g 鸡蛋 50g 肉末西蓝花： 肉末 15g 西蓝花 30g 油 4g
21:00	配方奶 150～180mL	配方奶 150～180mL	配方奶 150～180mL	配方奶 150～180mL	配方奶 150～180mL	配方奶 150～180mL	配方奶 150～180mL

二、创设良好的进餐环境

（一）创设良好的进餐物理环境

1. 保持整洁有序的用餐环境

干净、整洁的用餐环境对于婴幼儿来说至关重要。托育机构应定期清洁餐桌、餐椅以及地面，确保无灰尘、无食物残渣，这不仅能够减少细菌滋生，还能为婴幼儿提供一个卫生的用餐环境。此外，整洁的环境有助于培养婴幼儿的卫生习惯，使他们从小就认识到清洁的重要性。在用餐前，照护者检查餐具是否干净、桌面是否整洁，确保用餐过程的舒适与愉悦。

2. 营造宁静舒适的用餐氛围

在用餐时，应尽量减少噪声干扰，如关闭电视、调低手机音量，甚至避免大声说话。一个安静的用餐环境有助于婴幼儿集中注意力，更好地品味食物，享受用餐的乐趣。同时，照护者可以利用这个机会与婴幼儿进行简单的交流，比如引导他们描述食物的颜色、形状、味道等，这样的互动不仅能提高婴幼儿的进餐积极性，还能促进他们语言能力的发展。

3. 提供适宜的餐椅和餐具

照护者为婴幼儿选择适合他们身高和体型的餐椅，确保他们能够舒适地坐直，便于进食；选用材质安全、设计合理的餐具，如防滑易握的勺子和不易碎的碗盘，以确保婴幼儿能够安全、愉快地进餐。合适的餐椅和餐具不仅能够提升婴幼儿的用餐体验，还能帮助他们学习自我进食，培养独立性。

4. 营造柔和适宜的用餐光线

用餐环境的光线对用餐体验有显著的影响。自然光能够营造温馨、舒适的用餐氛围，尤其是在白天，应尽可能地利用自然光。在缺乏自然光的情况下，照护者应选择暖色调的人造光源，避免使用冷白光或过于刺眼的灯光，以免影响婴幼儿的用餐体验和视力健康。适当的照明还能帮助婴幼儿更好地观察食物，增加他们对食物的兴趣。

5. 规划科学合理的用餐空间

用餐空间的布局应充分考虑婴幼儿的安全性和便利性。餐桌应置于远离厨房和潜在危险区域的位置，同时确保周围有足够的空间供婴幼儿自由活动。餐具和食物的摆放应便于婴幼儿取用，鼓励他们参与用餐过程。此外，适当的隔离或防护措施可以确保婴幼儿的安全，同时保持照护者的视线畅通，以便照护者随时关注婴幼儿的动态。合理的空间布局不仅能够提供一个安全的用餐环境，还能促进婴幼儿的社交互动和独立性的发展。

（二）创设温馨的进餐心理环境

1. 尊重婴幼儿自主性，避免强迫进食

尊重每个婴幼儿的饮食自主性至关重要。照护者应避免强迫婴幼儿进食，而是通过鼓励和引导，让他们根据自己的饥饿感和喜好来选择食物。这种尊重个体的方式有助于培养婴幼儿的自主决策能力，并减少其对食物的抵触情绪。通过观察婴幼儿的饮食习惯，照护者可以提供个性化的关怀，确保每个婴幼儿都能在无压力的环境中用餐。

2. 播放轻柔音乐，营造愉悦氛围

轻音乐能够为用餐环境增添一份宁静与和谐。照护者可以在用餐时播放柔和的背景音乐，如古典乐或自然声音，以促进婴幼儿的食欲并帮助他们放松。音乐的节奏和旋律能够影响情绪，选择适当的音乐能够使婴幼儿在愉悦的氛围中享受每一餐，同时也有助于提升他们的用餐体验。

3. 固定用餐仪式，增强仪式感

固定的用餐仪式有助于婴幼儿形成规律的生活习惯，并期待用餐时间的到来。照护者可以通过一系列简单的仪式，如洗手、摆放餐具等，来增强用餐的仪式感。这些仪式不仅能够培养婴幼儿对食物的尊重和感恩，还能够让他们意识到用餐是一种社交活动，需要遵守一定的规则和礼仪。

4. 鼓励婴幼儿参与，提升参与感

让婴幼儿参与到用餐的准备过程中，可以提升他们的参与感和责任感。照护者可以鼓励婴幼儿帮忙摆放餐具、选择食物或参与清理餐桌。这种参与不仅能够让婴幼儿更加珍视用餐这一活动，还能够培养他们的社交技能和团队合作精神。通过参与，婴幼儿能够更好地理解用餐的各个环节，从而更加积极地参与到用餐活动中。

5. 示范对食物的积极态度，培养健康饮食习惯

照护者应通过自己的行为来示范对食物的积极态度。在婴幼儿面前，照护者应避免

对食物的负面评价，而是要表达对健康饮食的赞赏。照护者可以通过讲故事、唱关于食物的歌曲或介绍食物的来源，激发婴幼儿对食物的兴趣，帮助他们建立起对健康饮食的正面认知。这种积极的态度不仅能够促进婴幼儿对食物的好奇心，还能够鼓励他们尝试新的食物，培养健康的饮食习惯。

幼有优育

保卫儿童食品安全，国家在行动

党中央、国务院高度重视儿童青少年的营养健康，国务院印发国民营养计划，制定健康中国行动，从营养改善、合理膳食等多方面提出加强儿童青少年营养健康相关要求。国家卫生健康委高度关注儿童青少年食品安全和营养健康工作，按照“最严谨的标准”要求，不断完善食品安全国家标准体系，现行食品安全国家标准体系已涵盖婴幼儿食品安全和营养要求。发布婴幼儿主辅食品系列标准，对专供0～3岁婴幼儿食品的安全指标、营养成分作出严格限定。针对儿童食用量较大食品，如糖果、果冻、膨化食品、饮料、乳制品、糕点面包等，均已制定相应的食品安全国家标准。

三、培养良好的进餐习惯

（一）掌握进餐技能

1. 任务准备

（1）环境准备：确保用餐环境温馨、安全，光线适宜，排除干扰因素。

（2）物品准备：适合婴幼儿的餐具，如勺子、叉子、碗；适龄的食物；防水围兜。

（3）照护者准备：摘取饰物，修剪指甲，清洁双手，仪表整洁，情绪饱满，掌握婴幼儿进餐的技巧。

（4）婴幼儿准备：心情愉悦，有进食需求。

2. 任务流程

（1）鼓励婴幼儿自主探索。

鼓励婴幼儿通过视觉、触觉和味觉等多种渠道来探索食物和餐具，这有助于他们建立对食物的认知和兴趣。通过自由地触摸、抓握和尝试使用勺子等餐具，婴幼儿可以发展精细动作技能，同时掌握自我服务的能力。

培养良好的进餐习惯

（2）引导婴幼儿使用餐具（见图2-7）。

照护者向婴幼儿展示如何正确使用勺子或叉子，这是学习使用餐具的基础。在婴幼儿尝试使用餐具时，照护者适时提供手把手的指导，帮助他们掌握技巧，但同时要避免过度干预，以免抑制婴幼儿的自主探索；鼓励婴幼儿在尝试过程中的每一次进步，即使出现小错误也应给予积极的反馈，以增强他们的自信心。

（3）鼓励婴幼儿自主进食。

照护者逐步减少对婴幼儿进食的帮助，让他们有机会独立完成进食过程（见图2－8），这是培养独立性的关键一步；对于婴幼儿在进食过程中可能出现的弄脏衣物的情况，应保持宽容的态度，避免因清洁问题而限制他们的探索和学习；积极肯定婴幼儿在自主进食过程中的努力和成就，这有助于培养他们的自我效能感。

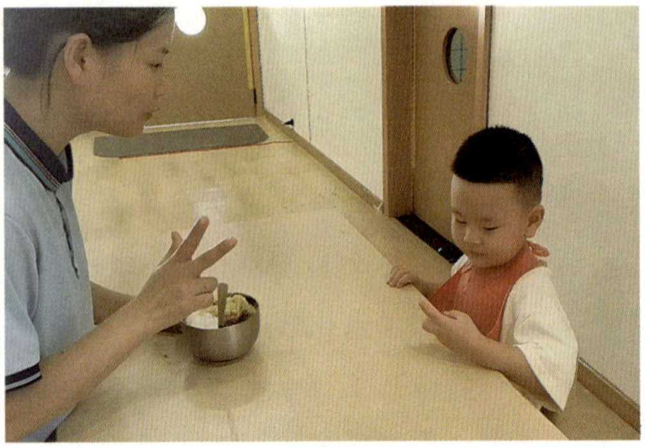

图2－7 照护者引导婴幼儿使用餐具

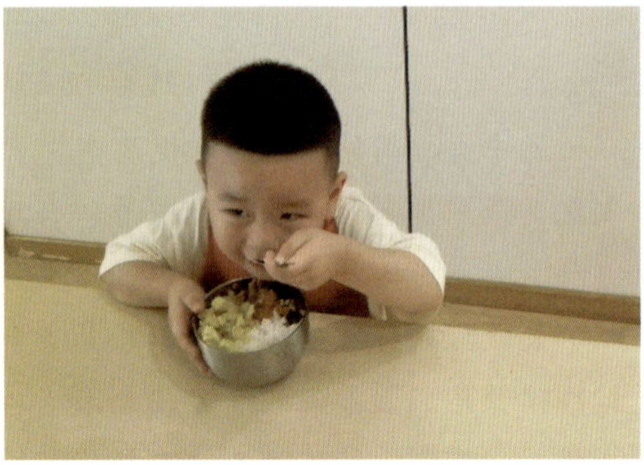

图2－8 婴幼儿自主进食

3. 整理与记录

（1）照护者指导婴幼儿整理用餐环境，培养婴幼儿的责任感和整理习惯，如照护者指导婴幼儿将餐具放到指定位置等。

（2）婴幼儿进食时，照护者应密切观察婴幼儿的反应，确保安全，并详细记录每个婴幼儿的进食情况，包括进食时间、食物种类、食量及有无不良反应（见表2－8），以便追踪和评估。

表2－8 婴幼儿进餐情况观察记录表

姓名：	性别：		月龄：	
日期	进食时间	食物种类	食量（mL）	有无不良反应
情况分析：				

（二）婴幼儿进餐指导注意事项

（1）确保安全。照护者要确保进餐区域安全无隐患，使用适合婴幼儿身高的餐桌和椅子，营造舒适安全的进餐环境。

（2）保持规律性。照护者根据婴幼儿作息规律安排进餐时间，保持一致性，以帮助婴幼儿形成稳定的饮食习惯。

（3）积极互动。照护者在进餐时与婴幼儿进行积极互动，鼓励婴幼儿自主进食，同时避免开展分散婴幼儿注意力的活动，以促进其专注进食。

（4）耐心引导。照护者应耐心引导婴幼儿尝试新食物，尊重其饮食偏好，同时教育其了解食物的营养价值。

（5）保持卫生。进餐后，照护者应教育婴幼儿进行基本清洁，并及时清理餐具，以培养其良好的卫生习惯和自理能力。

（三）婴幼儿进餐指导的回应性照料要点

（1）照护者在进餐指导时应给予婴幼儿情感上的支持，通过微笑、拥抱或言语鼓励，让婴幼儿感受到进餐的愉悦和放松。婴幼儿表现出对食物的积极态度时，照护者应及时给予肯定和表扬，如说：“哇，你看起来很喜欢这道菜呢！”

（2）照护者应仔细观察婴幼儿的进餐行为，如咀嚼、吞咽等，以及对食物的喜好和反应。根据观察结果，照护者可以适时地调整食物的种类、口味或呈现方式，以满足婴幼儿的个性化需求。

（3）在进餐前，照护者可以通过提问、讲解或讲故事的方式，引导婴幼儿了解食物的营养价值和来源，如说：“你知道这个胡萝卜有什么营养吗？它可以帮助我们长得更高哦”。

（4）照护者还应鼓励婴幼儿尝试新食物，通过描述食物的口感、颜色等特点，激发婴幼儿的好奇心和兴趣。照护者可以通过与婴幼儿分享食物、交流食物的味道和口感等方式，增进与婴幼儿之间的情感联系和信任感。

（5）每个婴幼儿都有自己的个性和喜好，照护者在进餐指导时应关注个体差异，尊重每个婴幼儿的选择和偏好。对于有特殊饮食需求的婴幼儿，照护者应提前了解并采取相应的措施，确保每个婴幼儿都能享受到安全、健康、美味的餐食。

项目小结

本项目聚焦于婴幼儿饮食中的回应性照料，提供了一系列科学的喂养策略和辅食制作指导。本项目确立了婴幼儿饮食照料的知识、能力和素养三大目标，强调了责任心、安全意识与关爱之心在照料过程中的核心地位。在婴幼儿奶粉喂养部分，本项目详细阐述了奶瓶、奶粉的选择和喂养技巧，着重指出了适龄配方奶粉的营养成分和品牌信誉的重要性。在婴幼儿辅食制作部分，本项目不仅解释了添加辅食的意义，还提出了由单一到多样、由少到多等添加原则，确保婴幼儿能够平稳过渡到成人饮食。在婴幼儿进餐指导部分，本项目为不同年龄段婴幼儿设计了一周参考食谱，强调了创设良好进餐环境的必要性，并提出了培养良好进餐习惯的策略。本项目始终贯穿回应性照料的理念，倡导照护者尊重婴幼儿个性，通过情感支持和个性化引导，帮助婴幼儿建立健康的饮食习惯。综上，本项目为婴幼儿饮食照料提供了一套全面、实用的指导方案，旨在促进婴幼儿的健康成长和自理能力的发展。

同步练习

一、单选题

1.《婴幼儿营养喂养评估服务指南（试行）》推荐 24 月龄婴幼儿每日奶量为（　　）。

A. 400 ～ 600mL　　B. 500 ～ 600mL

C. 600 ～ 700mL　　D. 700 ～ 800mL

2. 在选择婴幼儿奶瓶时，（　　）材质被认为是较为安全的选项。

A. 聚碳酸酯　　B. 玻璃

C. 聚丙烯　　D. 聚酯

3. 婴幼儿辅食添加中，由少到多的原则是指初次添加辅食时应该从（　　）开始。

A. 一小勺　　B. 一大勺

C. 一整碗　　D. 一瓶奶的量

二、判断题

1. 奶粉中添加的益生元和微量元素对婴幼儿的大脑和视力发展没有重要作用。（　　）

2. 婴幼儿在不同的成长阶段有不同的营养需求，照护者应根据需求选择配方奶粉。（　　）

3. 婴幼儿奶粉喂养时，应先加水后加奶粉，以保证水和奶粉的比例准确。（　　）

三、简答题

1. 如何正确选择奶瓶的材质？

2. 为什么添加辅食对婴幼儿成长和发展具有重要意义？

3. 如何创设良好的进餐物理环境？

四、思考题

在婴幼儿饮食照料实践中，如何平衡婴幼儿的营养需求与饮食偏好，以提高其对健康饮食的接受度？请结合实际案例进行分析。

项目三 婴幼儿清洁中的回应性照料

学习目标

知识目标

1. 了解婴幼儿手部、脸部、口腔和身体清洁的基础知识；
2. 掌握婴幼儿手部、脸部、口腔和身体清洁的方法；
3. 理解婴幼儿手部、脸部、口腔和身体清洁的回应性照料要求。

能力目标

能够规范地对婴幼儿手部、脸部、口腔和身体清洁进行回应性照料。

素养目标

体会婴幼儿清洁照料的专业性，重视婴幼儿良好卫生习惯的培养。

案例导入

不爱洗澡的乐乐

乐乐是一个8个月大的宝宝，是个活泼可爱的孩子，但每当妈妈给她洗澡时，她就会哭闹。一开始，妈妈以为可能是水温不合适，于是尝试调整水温，但乐乐依然哭闹不止。后来，妈妈发现原来乐乐在洗澡时特别害怕水溅到她的脸上和眼睛里。每次水稍微溅到她的脸上，她就会紧闭双眼、大声哭闹、小手乱挥，试图把脸上的水抹去。这个体验对乐乐来说非常不愉快，所以她非常抗拒洗澡。

问题：你如何看待乐乐洗澡时哭闹的现象？如果你是乐乐的照护者，你如何帮助乐乐爱上洗澡？

任务一　婴幼儿的手部清洁

手是婴幼儿探索世界的重要工具。婴幼儿好奇心强，常常喜欢用手去触摸各种各样的物品，这使得他们的手部容易接触到各种细菌和病毒，而许多传染性疾病都与手部卫生有关。保持手部清洁，是预防疾病传播、保护身体健康、养成良好卫生习惯的有效方法，因此照护者必须关注婴幼儿的手部清洁。

一、手部清洁的意义

（一）预防疾病传播

勤洗手是防止疾病传播最有效的预防措施之一。研究显示，养成良好的洗手习惯可以使患腹泻等疾病的人数减少。许多常见的婴幼儿疾病，如手足口病、水痘等，都会通过手部接触传播。按正确的步骤和时间洗手，可以洗去手上绝大部分病菌，从而显著降低婴幼儿感染疾病的风险。因此，保持婴幼儿手部清洁对于预防疾病至关重要。

（二）保护身体健康

由于婴幼儿免疫系统尚未完全发育成熟，对细菌和病毒的抵抗力较弱，因此保持手部清洁对于保护身体健康尤为重要。婴幼儿常常有吃手、乱抓乱摸的习惯，如果手部不干净，很容易将细菌带入口中，就会生病。定期为婴幼儿清洁手部是保护健康的重要措施之一。

（三）培养良好的卫生习惯

从小培养婴幼儿良好的洗手习惯，不仅有助于保护他们的健康，而且有助于他们形成良好的卫生习惯。这对于他们日后的成长和发展都具有积极的意义。

婴幼儿手部清洁的意义在于预防疾病传播、保护身体健康以及培养良好的卫生习惯。照护者应该重视婴幼儿的手部清洁工作，为婴幼儿提供一个健康、安全的成长环境。

幼有优育

全球洗手日

“全球洗手日”是由全球促进用肥皂洗手公私伙伴组织（PPPHW）发起的，号召世界各国于每年10月15日开展用肥皂洗手活动的节日。PPPHW呼吁全世界重视洗手，提醒公众养成用肥皂勤洗手的好习惯，向更多人传递“用肥皂或洗手液洗手可以保护健康”这一重要信息；促使公众改善卫生行为，尤其是教导婴幼儿从小养成良好的卫生习惯；倡导政府和社区改善环境卫生等。该活动旨在培养并支持全世界用肥皂洗手的文化，关注各个国家的洗手状况，加大对用肥皂或洗手液洗手好处的宣传。联合国儿童基金会通过其遍布全球的办公室，积极推动以婴幼儿参与为主体的洗手活动，号召人们一起用行动唤醒正确洗手、用肥皂或洗手液洗手、预防疾病的健康意识。

二、手部清洁

（一）手部清洁的操作

1. 任务准备

（1）环境准备：盥洗室整体环境干净、安全、舒适，有良好的采光和通风条件，地面干爽，无水渍、垃圾，洗手台下面可铺设防滑地垫。洗手台的数量应根据班级规模设置，一般来说，可设置3～5个适合婴幼儿使用的洗手台。洗手台不宜太高，高度与婴幼儿腰部位置大致持平，保证婴幼儿自然站立状态下伸手就能触碰水龙头。盥洗室的环境应具有教育性，要充分利用盥洗室的墙面、地面等进行适当装饰。照护者既可在洗手台附近显眼位置张贴简单易懂、富有童趣的洗手步骤图片和节约用水图片，引导婴幼儿掌握正确的洗手步骤，树立节约用水的意识；也可在地面上贴上小脚印、小鞋子等引导婴幼儿排队的标志，防止发生拥挤和踩踏，帮助婴幼儿养成在洗手时排队的习惯。

（2）物品准备：洗手台上放置数量充足、适宜婴幼儿洗手的肥皂或洗手液。洗手台附近放置毛巾架，毛巾架上挂婴幼儿专用的、吸水性强的小毛巾，方便婴幼儿取用。

（3）照护者准备：摘取饰物，修剪指甲，清洁双手，仪表整洁，情绪饱满，掌握指导婴幼儿手部清洁的方法。

（4）婴幼儿准备：有一定的理解能力和自理能力，心情愉悦，有洗手需求。

2. 任务流程

对于月龄段较小的婴儿，照护者可用干净的湿毛巾轻轻擦拭其手心、手背、手腕，尤其是手腕褶皱处和手指缝隙处，应将其撑开并擦净藏在里面的污垢。对于月龄段较大的幼儿，照护者要引导他们学习洗手的方法，帮助他们养成主动洗手的良好卫生习惯，具体操作流程如下：

手部清洁

（1）告知洗手：照护者引导婴幼儿到洗手台处，告知其洗手。

（2）卷起衣袖：照护者引导婴幼儿将衣袖卷起，由下往上卷至手肘处。

（3）打湿双手，涂抹肥皂或洗手液：照护者引导婴幼儿打开水龙头，区分冷水和温水的旋转方向，打湿双手，关闭水龙头，在双手内外两侧均匀涂抹肥皂或洗手液（见图3-1）。

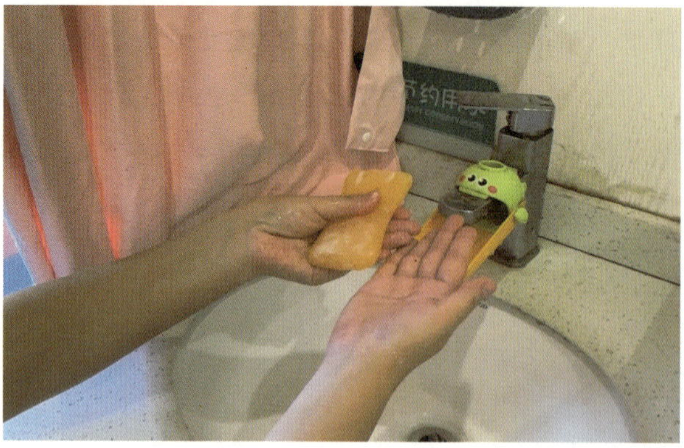

图 3－1　涂抹肥皂

（4）用七步洗手法洗手。

1）洗手掌（内）：照护者引导婴幼儿双手掌心相对，手指并拢，相互揉搓（见图 3－2）。

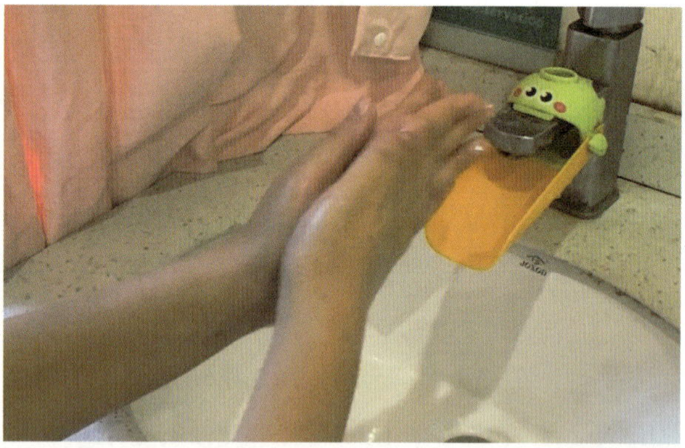

图 3－2　洗手掌（内）

2）洗手背及背侧指缝（外）：照护者引导婴幼儿将一只手搭在另一只手的手背，沿指缝相互揉搓，双手交替进行（见图 3－3）。

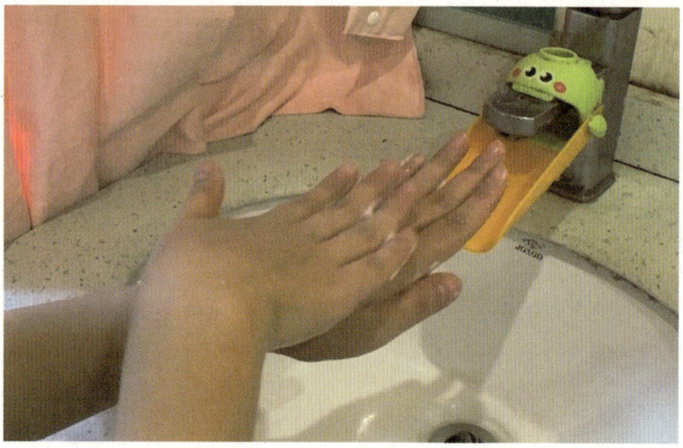

图 3－3　洗手背及背侧指缝（外）

3）洗掌侧指缝（夹）：照护者引导婴幼儿双手掌心相对，十指交叉，沿指缝相互揉搓（见图 3－4）。

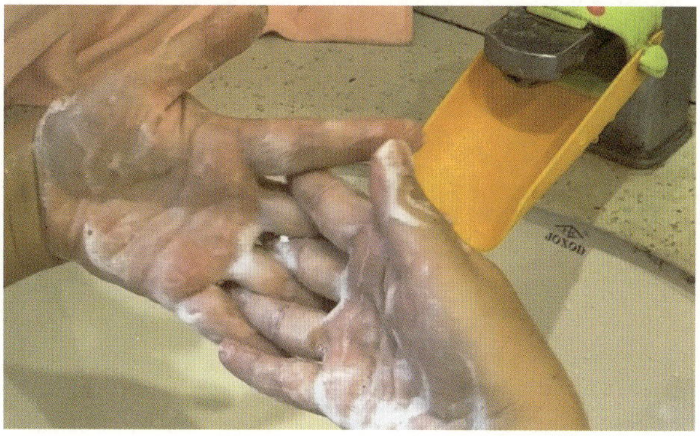

图 3－4　洗掌侧指缝（夹）

4）洗指关节（弓）：照护者引导婴幼儿手指关节弯曲呈拳状放在另一只手掌心揉搓，双手交替进行（见图 3－5）。

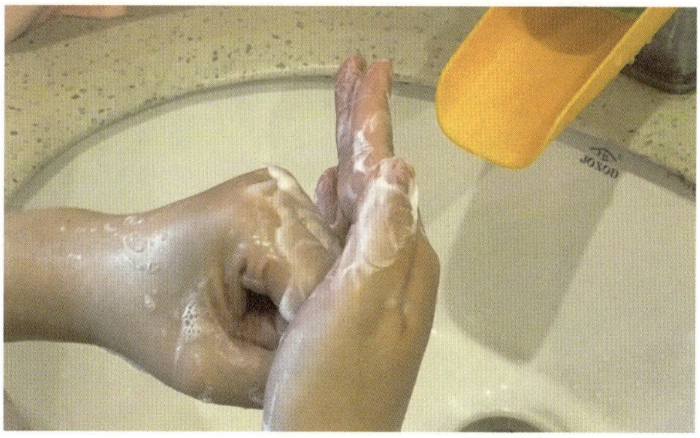

图 3－5　洗指关节（弓）

5）洗拇指（大）：照护者引导婴幼儿一只手握住另一只手拇指旋转揉搓，双手交替进行（见图 3－6）。

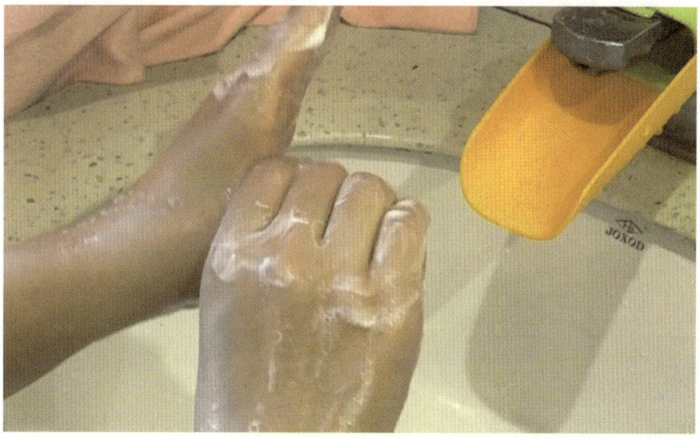

图 3－6　洗拇指（大）

6）洗指尖（立）：照护者引导婴幼儿将一只手指尖并拢，在另一只手的掌心旋转揉搓，双手交替进行（见图 3－7）。

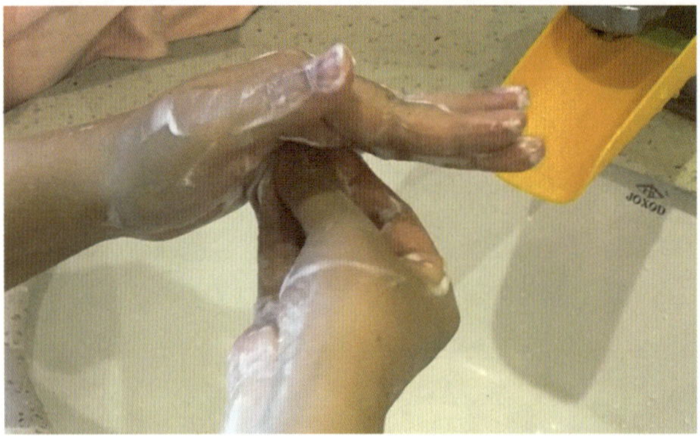

图 3－7　洗指尖（立）

7）洗手腕（腕）：照护者引导婴幼儿一只手握住另一只手的手腕旋转揉搓，双手交替进行（见图 3－8）。

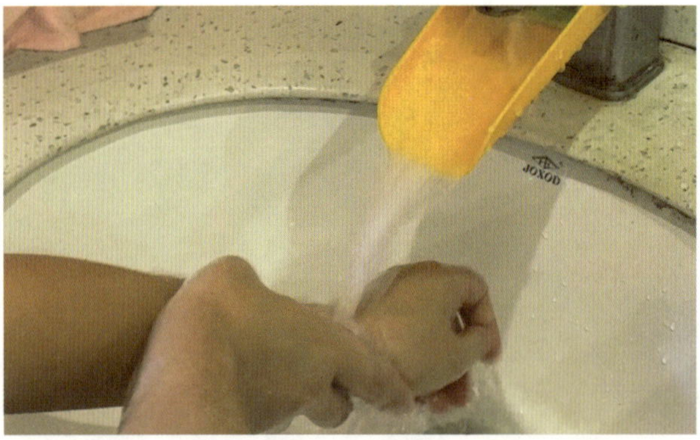

图 3－8　洗手腕（腕）

（5）冲洗双手：照护者引导婴幼儿打开水龙头，用清水将手上的泡沫冲洗干净（见图 3－9）。

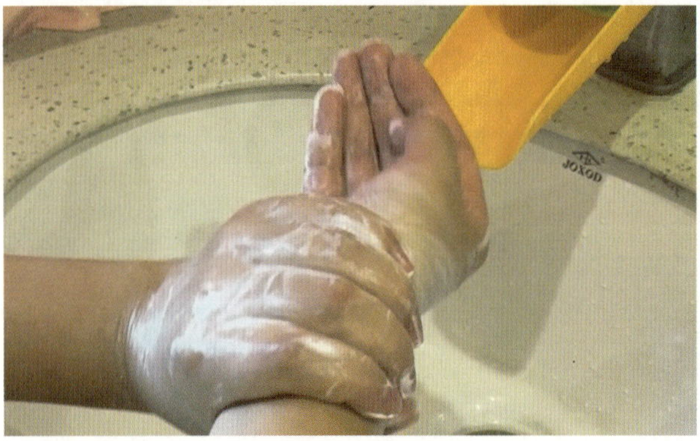

图 3－9　冲洗双手

（6）擦干双手：照护者引导婴幼儿双手指尖向下，将手上的水在水池内轻轻甩干，并用干净的毛巾或纸巾擦干（见图 3－10）。

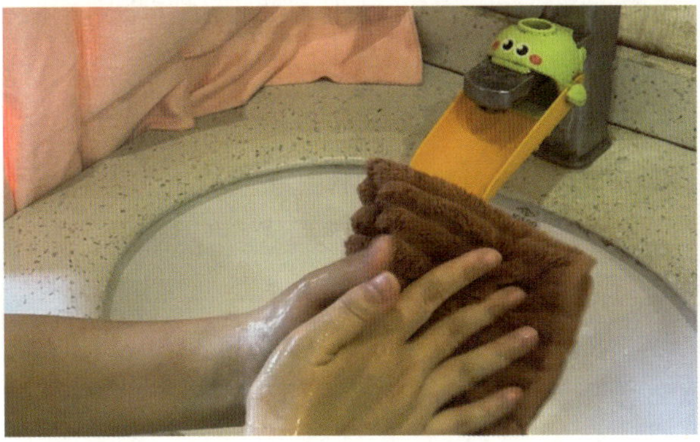

图 3－10　擦干双手

3. 整理与记录

（1）照护者应引导和帮助婴幼儿放下衣袖，整理好衣物。

（2）照护者擦拭洗手台上的水渍，清洁消毒用物，洗手，将物品归位。

（3）照护者观察婴幼儿情绪反应、洗手的状况，将婴幼儿洗手的时间、时长、次数、方法等记录下来（见表 3－1）。

表 3－1　婴幼儿手部清洁观察记录表

姓名：	性别：		月龄：	
日期	洗手时间	洗手时长	洗手次数	洗手方法
情况分析：				

（二）手部清洁注意事项

（1）时刻关注婴幼儿的手部卫生情况。婴幼儿主动洗手的意识比较弱，照护者应引导婴幼儿在餐前、餐后、便前、便后以及其他手部脏污的时候洗手，帮助其认识洗手的重要性，养成主动洗手的好习惯。

（2）对不同年龄、不同能力婴幼儿的洗手要求不同。一般来说，月龄段较小或能力较弱的婴儿，应由照护者帮助其洗手，并简化洗手程序。对月龄段较大或能力较强的婴幼儿，照护者严格按照七步洗手法的要求引导其认真洗手。

（3）洗手过程中应避免婴幼儿玩水。喜欢玩水是婴幼儿的天性，但是要明确区分游戏玩水和洗手用水，若发现婴幼儿在洗手时玩水，照护者要及时制止，引导其专心洗手。

（4）水龙头的水不要开得太大。如果水龙头的水开得太大，不仅容易打湿婴幼儿的衣物，而且还会造成水的浪费。照护者要指导婴幼儿轻轻打开水龙头，保证水流柔和，使洗手体验更加舒适。

（5）洗完手后及时擦干地面上的水渍。婴幼儿洗完手后，地面上或多或少都会留有水渍，为避免婴幼儿滑倒摔伤，照护者应及时擦干水渍。

（6）婴幼儿擦手的毛巾应定期清洗消毒。照护者应使用温和的洗涤剂定期清洗毛巾，并在阳光下暴晒或使用消毒剂消毒，保持毛巾的干燥和通风，减少细菌滋生，预防交叉感染，保护婴幼儿健康。

（三）手部清洁的回应性照料要点

（1）为婴幼儿营造良好的手部清洁环境。一方面，照护者要营造干净、安全、舒适的物质环境，盥洗室的布置符合婴幼儿身心发展特点，洗手液、小毛巾等物品准备齐全。另一方面，照护者要营造宽松、和谐的心理环境，要用温柔的语气告知婴幼儿洗手的意义和方法，并在洗手过程中用温和的态度指导婴幼儿洗手，切勿呵斥、责骂。

（2）及时判断婴幼儿的洗手需求。照护者在一日生活中，通过观察婴幼儿日常行为与活动安排，如餐前、餐后、便前、便后、玩玩具后、户外活动后，判断婴幼儿的洗手需求。

（3）积极关注婴幼儿手部清洁时的表现。若是照护者帮助婴幼儿洗手，那么要注意观察其表情是否愉悦。若是婴幼儿自己独立洗手，照护者重点观察其是否需要帮助、洗手方法是否正确，如观察到婴幼儿洗手时袖子没挽好要及时帮其挽起，够不到水龙头可为其提供矮凳等。

（4）对婴幼儿手部清洁时的表现给予及时回应。照护者边指导婴幼儿洗手边与婴幼儿进行眼神、语言交流，如婴幼儿自主正确洗完手后，照护者可及时给予表扬：“你真棒，小手洗得真干净！”又如婴幼儿出现玩水、不认真洗手等不良行为时，照护者要及时制止，态度温和而坚定，给予提醒或示范。

（5）学会放手。照护者应根据婴幼儿年龄及能力发展水平，引导其逐步学会独立、自主洗手。

幼有优育

全球洗手日：预防疾病“手”当其冲

10 月 15 日是全球洗手日。正确洗手能够保护自身健康，更是预防传染病最有效、最便捷、最经济的方法之一。但是，关于洗手，你真的了解吗？

肉眼可见的污垢是洗手的初级目标，但仅仅洗掉能看见的表面污垢是远远不够的。洗手的终极目标是洗掉肉眼看不见的、来源于空气中的、可能诱发一系列疾病的各种病原微生物，如细菌、真菌、病毒等，从而预防疾病发生。

在流水洗手的情况下，建议首选洗手液作为洗涤用品。肥皂和香皂与他人共同使用，有交叉感染的可能。洗手液瓶身完全封闭，使用时能够避免手接触液体本身，交叉感染的风险较低。

可以用免洗洗手液代替洗手吗？使用免洗洗手液，仍然会有物质留在手的表面，并且会造成皮肤表面水分蒸发，使皮肤干燥，一部分人群还会出现皮肤过敏，平常应尽量少用。此外，湿巾也不能代替洗手，湿巾再怎么反复擦手，也无法彻底去除皮肤表面的病原体。

资料来源：闫妍，陈子源. 全球洗手日：预防疾病“手”当其冲［EB/OL］. 人民网，2023-10-15.

任务二　婴幼儿的脸部清洁

婴幼儿进行脸部清洁，可以清除灰尘、污垢，减少细菌滋生，促进脸部血液循环，预防脸部皮肤疾病发生，并有利于保持愉悦的心情，养成良好的卫生习惯。因此，托育机构与照护者应重视婴幼儿的脸部清洁。

一、脸部清洁的意义

（一）保持脸部皮肤健康

婴幼儿脸部皮肤特别娇嫩，非常容易受到外部环境的影响。婴幼儿新陈代谢比较旺盛，出汗比较多，皮脂腺容易分泌大量油脂，脸部容易堆积汗渍和油脂，且长期暴露在外，会吸附很多灰尘、污垢。此外，脸部清洁还有助于预防皮肤问题，降低湿疹、皮炎等皮肤疾病的发生概率。因此，定期清洁婴幼儿的脸部，可以有效去除脸部的污垢、汗渍和油脂等，保持皮肤的清洁，预防皮肤疾病，从而保持脸部皮肤健康。

（二）养成良好卫生习惯

洗脸是婴幼儿日常生活中的一项基本活动，照护者通过教导他们正确洗脸，可以逐渐培养他们的自理能力。通过日常训练，婴幼儿可以逐渐养成生活规律和形成纪律感，这对其今后的生活和学习会产生积极的影响；同时定期清洁脸部，可以帮助婴幼儿逐渐养成良好的卫生习惯，为日后的健康成长打下基础。照护者应适当引导和鼓励，激发婴幼儿自我照顾的兴趣和动力，提高其自信心和自尊心。

（三）建立健康互动关系

在为婴幼儿进行脸部清洁的过程中，照护者温柔地与其互动，以增进彼此之间的情感联系。这种亲密的接触和互动不仅有助于婴幼儿的心理健康，也有助于培养他们的安全感和信任感。

二、洗脸毛巾的选择

婴幼儿洗脸毛巾的选择至关重要，在选择婴幼儿洗脸毛巾时，照护者应综合考虑毛巾的安全性、舒适性、吸水性等，确保为婴幼儿提供一个舒适、健康、愉悦的洗脸体验。

（一）安全性

洗脸毛巾的材质要安全可靠，最好是纯天然的，如纯棉质地、竹纤维质地的毛巾，它们柔软且刺激性小，适合婴幼儿的娇嫩皮肤。照护者选购洗脸毛巾时要确保毛巾符合标准，即可以直接接触婴幼儿肌肤的安全标准，无甲醛、无荧光剂、无致癌芳香胺等有害物质。

（二）舒适性

照护者要选择柔软舒适的洗脸毛巾，注意毛巾毛圈的起圈和包边等细节。洗脸毛巾的支数也是一个考虑因素，支数越高，毛巾越柔软，但过于柔软的毛巾用久了容易烂，所以选择适当的支数即可。

（三）吸水性

照护者选择洗脸毛巾时一定要关注毛巾的吸水性，因为吸水效果越好，就越容易拧干，接触肌肤时越能迅速吸水，避免水渍残留。特别是高密度棉纱毛巾，它们具有更好的吸水效果，吸水更快，吸量更大，适合处理水渍。照护者在为婴幼儿选购洗脸毛巾时，应根据其特点和需求进行权衡，选择适合的洗脸毛巾。婴幼儿常用毛巾对比见表 3－2。

表 3－2　婴幼儿常用毛巾对比

材质	优点	缺点
纯棉毛圈毛巾	柔软舒适，吸水性好	不耐酸，耐光性、耐热性一般，易滋生细菌
纯棉纱布毛巾	吸水性和透气性好，抗菌，美观不掉毛	价格比普通毛巾稍高
竹纤维毛巾	吸水性高，抗菌性好，环保，柔软舒适	易破裂，价格偏高

三、脸部清洁

（一）脸部清洁的操作

1. 任务准备

（1）环境准备：盥洗室整体环境干净、安全、舒适；有良好的采光和通风条件，地面干爽，无水渍、垃圾；洗手台下面可铺设防滑地垫；室温保持在24℃～26℃，避免对流风。

（2）物品准备。

1）洗脸毛巾：婴幼儿专用、舒适性好、吸水性好的符合标准的洗脸毛巾。

2）洗脸盆：婴幼儿专用洗脸盆，一人一盆，不能混用，避免皮肤疾病的交叉感染。

3）洗脸水：温度适宜。

4）婴幼儿面霜：安全温和的婴幼儿专用面霜，避免引起脸部皮肤的过敏反应。

（3）照护者准备：摘取饰物，修剪指甲，清洁双手，仪表整洁，情绪饱满，态度温和，掌握指导婴幼儿脸部清洁的方法。

（4）婴幼儿准备：心情愉悦，有洗脸需求。

2. 任务流程

对于月龄段较小的婴儿，照护者可用干净的湿毛巾帮助其洗脸；对于月龄段较大的婴幼儿，照护者要引导其学习洗脸的方法，具体操作流程如下。

脸部清洁

（1）拧干毛巾：将洗脸毛巾在装有温水的脸盆中浸湿，再将毛巾拧干至不滴水（见图3－11）。

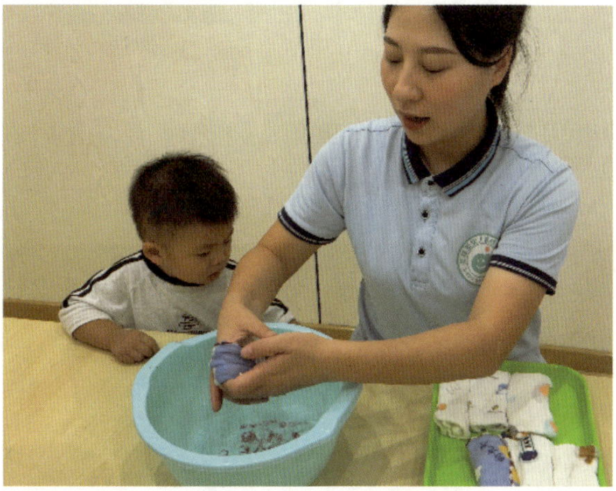

图3－11 拧干毛巾

（2）擦洗面部。

1）眼睛：照护者引导婴幼儿闭上眼睛，用毛巾由内眼角向外眼角进行擦洗，洗完一只眼后，使用毛巾其他干净部分，用同样方法擦洗另一只眼睛（见图3－12）。

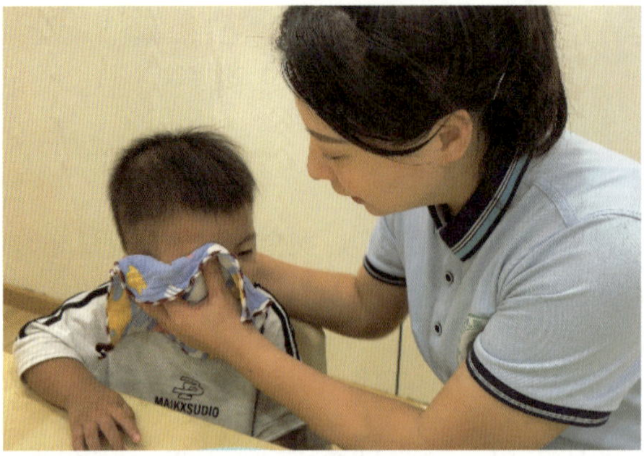

图 3－12　擦洗眼睛

2）脸（主要是额头、脸颊、下巴）：照护者引导婴幼儿用毛巾反复在额头、脸颊、下巴等处画圈（见图 3－13）。

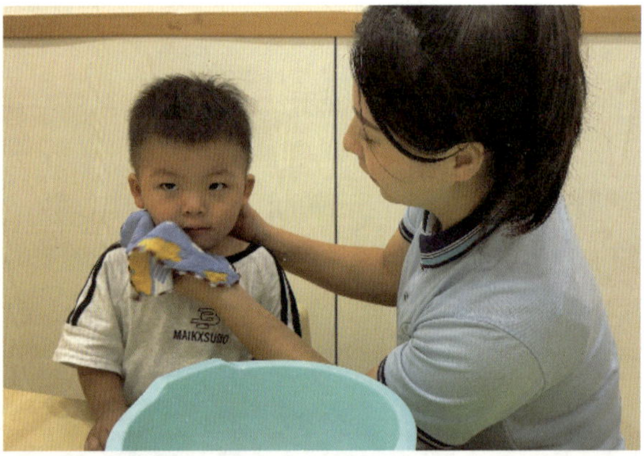

图 3－13　擦洗脸颊

3）嘴巴：照护者引导婴幼儿先擦嘴角，再擦嘴唇，最后在嘴巴周围画圈（见图 3－14）。

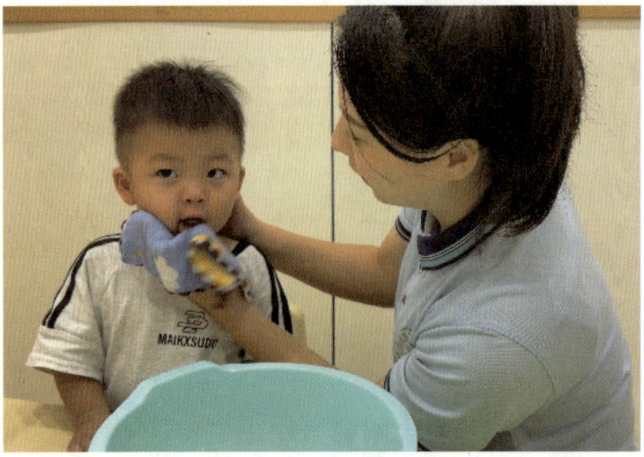

图 3－14　擦洗嘴巴

4）鼻子：照护者引导婴幼儿擦鼻孔边缘和鼻翼两侧（见图 3－15）。

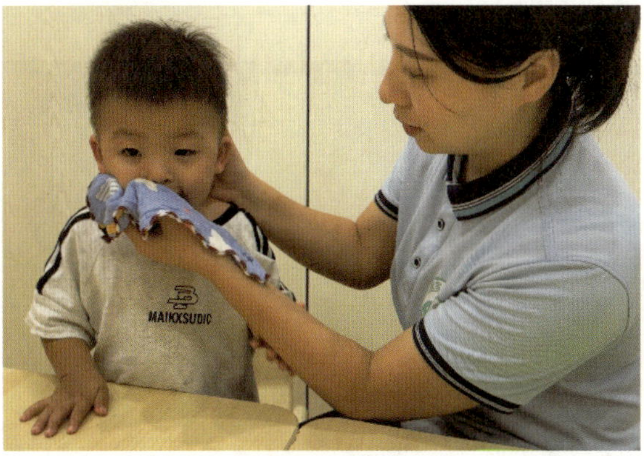

图 3－15　擦洗鼻子

5）脖子：照护者引导婴幼儿先擦脖子两侧，再擦脖子前面，最后擦脖子后面（见图 3－16）。

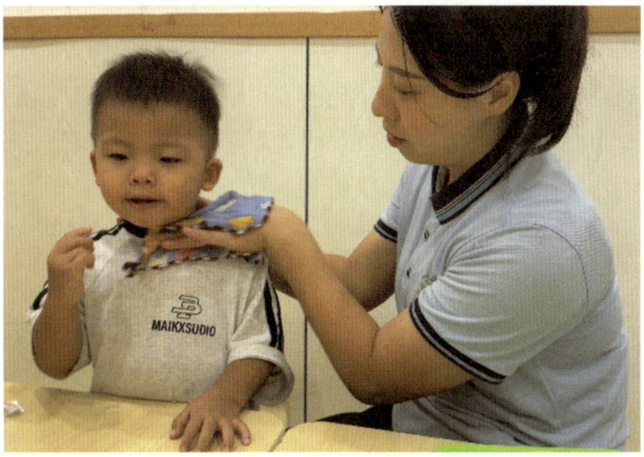

图 3－16　擦洗脖子

6）耳朵：照护者引导婴幼儿先擦耳孔，再擦耳郭和耳后（见图 3－17）。

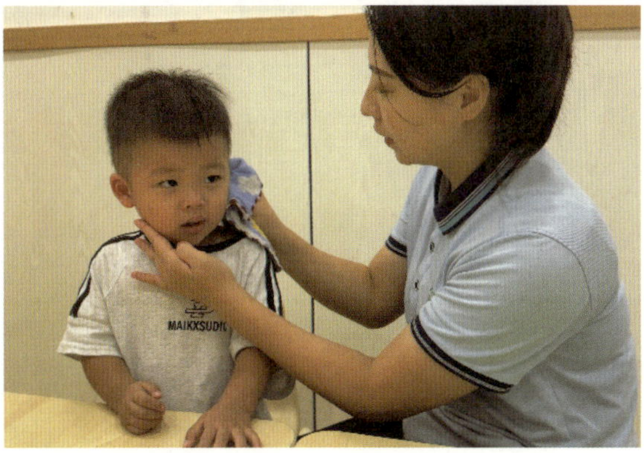

图 3－17　擦洗耳朵

（3）涂抹面霜：照护者引导婴幼儿将面霜点涂在额头、脸颊、鼻子、下巴等处，然后用画圈的方式轻轻涂抹均匀（见图 3 - 18）。

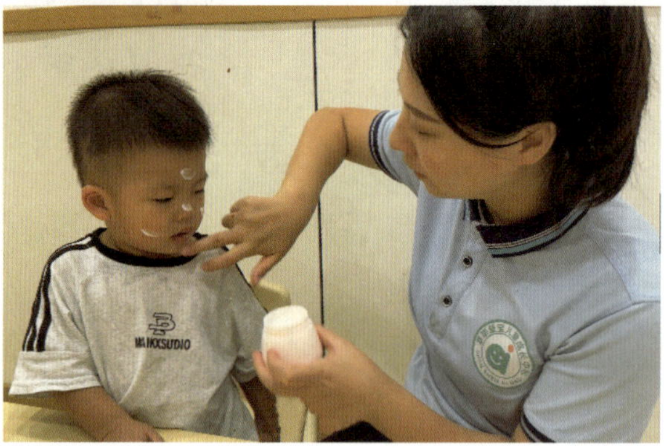

图 3 - 18 涂抹面霜

3. 整理与记录

（1）照护者应引导和帮助婴幼儿放下衣袖，整理好衣物。

（2）照护者擦拭洗手台上的水渍，将脸盆、毛巾洗净并消毒，洗手后将物品归位。

（3）照护者要观察婴幼儿情绪反应、洗脸的状况，将婴幼儿洗脸的时间、时长、次数、方法等记录下来（见表 3 - 3）。

表 3 - 3 婴幼儿脸部清洁观察记录表

姓名：	性别：	月龄：		
日期	洗脸时间	洗脸时长	洗脸次数	洗脸方法
情况分析：				

幼有优育

脸部有湿疹的宝宝如何洗脸

湿疹是一种皮肤炎症性疾病，多由于过敏、感染、不当饮食等因素引起，建议及时就医明确诊断，在医生指导下进行针对性治疗。对于患湿疹的宝宝，建议使用温水洗脸，不要使用碱性的洗脸产品，或者成人的洗面奶。因为患有湿疹的宝宝皮肤屏障功能比较弱，受到冷热刺激后容易加重湿疹的症状，甚至会引起皮肤破损。湿疹部位的皮肤要注意清洁、干燥、保湿，洗完脸以后需要用温和的护肤霜保湿。湿疹面积较大或者渗出液较多时，需要遵医嘱配合药物外用治疗，尽量不要用刺激性的药膏，以免引起面部皮肤不适。

（二）脸部清洁注意事项

（1）关注脸部卫生情况。照护者应引导婴幼儿在起床后、脸脏污后清洗，帮助其认识洗脸的重要性。

（2）洗脸水的温度既不能过高也不能过低。水温过高可能烫伤婴幼儿娇嫩的皮肤，水温过低可能引发感冒。

（3）注意力度。若是给月龄段较小的婴儿洗脸，洗脸动作和力度不能太大，因为这样容易擦伤皮肤，引发婴幼儿对洗脸的排斥心理。

（4）挽衣袖。婴幼儿自己洗脸时可能会打湿衣袖，照护者应帮助或引导婴幼儿提前将衣袖挽起。

（5）正确洗脸。婴幼儿洗脸时往往只洗脸颊，容易忽略其他部位，照护者应在旁边及时提醒和示范正确的洗脸方式。

（6）定期消毒。婴幼儿的洗脸毛巾也应定期清洗消毒，以保证清洁。

（7）面霜安全。照护者应注意观察婴幼儿面霜的生产日期，保证在有效期内，成分和配方安全、温和、不刺激。婴幼儿不能用成人的面霜。

（三）脸部清洁的回应性照料要点

（1）为婴幼儿营造良好的脸部清洁环境。一方面，照护者要营造干净、安全、舒适的物质环境，盥洗室的布置符合婴幼儿身心发展特点，洗脸盆、洗脸毛巾等用物要准备齐全。另一方面，照护者要营造宽松、和谐的心理环境，要用温柔的语气告知婴幼儿洗脸的意义和方法，并在洗脸过程中用温和的态度指导婴幼儿洗脸，切勿呵斥、责骂。

（2）及时判断婴幼儿的洗脸需求。照护者在一日生活中，通过观察婴幼儿日常行为与活动安排，如午休起床后、户外活动后，判断婴幼儿的洗脸需求。

（3）积极关注婴幼儿脸部清洁时的表现。若是帮助婴幼儿洗脸，那么照护者要注意观察其表情是否愉悦；若是婴幼儿自己独立洗脸，照护者要重点观察其是否需要帮助、洗脸方法是否正确，如观察到婴幼儿洗脸时袖子没挽好要及时帮忙挽起、拧不干毛巾时可为其提供帮助等。

（4）对婴幼儿脸部清洁时的表现给予及时回应。照护者边指导婴幼儿洗脸边与其进行眼神、语言交流，如婴幼儿正确洗完脸后，照护者可及时给予表扬：“你真棒，小脸洗得真干净！”又如婴幼儿出现玩水、不认真洗脸等不良行为时，照护者要及时制止，态度温和而坚定，给予提醒或示范。

（5）丰富引导方式。在洗脸过程中，照护者可以通过提问、讲故事、唱儿歌等方式，引导婴幼儿了解洗脸的方法，如“双手拧干小毛巾，平平整整放手心。轻轻洗洗小眼睛，眼角记得洗干净。额头两颊画圈洗，鼻翼两侧轻轻揉……”

（6）在洗脸指导时关注个体差异。对于能力较强的婴幼儿，照护者应鼓励其自主洗脸；对能力较弱的婴幼儿，照护者可帮助其洗脸，逐步引导其学会独立、自主洗脸。

幼有优育

养成良好的洗脸习惯

照护者帮助婴幼儿养成良好的洗脸习惯是非常重要的，因为这有助于保持其皮肤清洁和健康。（1）固定洗脸时间。照护者要选择一个固定的时间，如早上起床后和晚上睡觉前，帮助婴幼儿洗脸或让婴幼儿自主洗脸，这样可以让婴幼儿逐渐习惯并接受洗脸这个活动。（2）温柔引导。在给婴幼儿洗脸时，照护者要用温柔的语言和动作加以引导，让其感受到洗脸是一件舒适和愉快的事情。照护者可以一边洗脸一边和婴幼儿说话，让其放松并享受这个过程。（3）树立良好的榜样。当看到照护者每天都认真洗脸时，婴幼儿也会逐渐模仿并养成良好的洗脸习惯。（4）设置奖励机制。当婴幼儿主动要求洗脸或者洗完脸后表现良好时，照护者可以给予言语上的表扬和行动上的鼓励。除此之外，养成良好的洗脸习惯需要时间和耐心，照护者要持之以恒地引导婴幼儿，让其逐渐适应并养成这个习惯，但是要注意不要强迫其洗脸，以免产生抵触情绪。

任务三　婴幼儿的口腔清洁

随着生活水平的提高，人们也更加重视口腔健康。婴幼儿的口腔相比成人更加脆弱，容易导致细菌迅速繁殖，口腔内微环境失衡会威胁口腔健康。口腔清洁的意义在于保持口腔清洁、预防口腔疾病、降低口腔感染风险以及培养良好的卫生习惯。定期进行口腔清洁和保持良好的口腔卫生习惯可以有效预防龋齿，保护婴幼儿口腔健康。照护者应重视婴幼儿的口腔健康，引导其做好口腔清洁，保持良好的口腔卫生习惯。

一、牙膏、牙刷的选择

（一）牙膏的选择

在为婴幼儿选择牙膏时，照护者需要特别留意牙膏包装上的成分，确保选择成分安全、温和适宜的牙膏。选择牙膏时要重点考虑以下几个指标。

1. 含氟量

氟化物是预防龋齿的有效成分，但婴幼儿牙膏的含氟量需严格控制。根据国家标准《牙膏》(GB/T8372—2017）的要求，儿童含氟牙膏的总氟量应在 0.05% ～ 0.11%。

2. 摩擦剂

摩擦剂是牙膏中用于清洁牙齿表面的主要成分。摩擦剂颗粒较细、对乳牙磨损程度较小的牙膏更适合婴幼儿使用。

3. 发泡剂

发泡剂在牙膏中的作用是产生泡沫，可以溶解牙菌斑和清除牙齿间的污垢。但过多的泡沫可能对婴幼儿的口腔黏膜造成刺激，引起口腔溃疡，因此建议照护者为婴幼儿选择低泡或不含过多发泡剂的牙膏。

4. 添加剂

照护者避免选择含有防腐剂、人工色素、人工香精、人工甜味剂、高浓度发泡剂等可能对婴幼儿健康造成不良影响的添加剂的牙膏。

5. 权威性

照护者要选择有权威机构认证、有质检报告、溯源透明的牙膏，以确保产品的安全和质量。

（二）牙刷的选择

照护者应为不同月龄段的婴幼儿选择不同类型的口腔清洁器具（见表 3－4）。

表 3－4　不同月龄段婴幼儿的口腔清洁器具

阶段	名称	特点及功能
出牙前（0 ～ 6 个月）	纱布	柔软，清洁牙龈
出牙后（ 7 ～ 12 个月）	指套牙刷	硅胶材质，可反复清洗，清洁牙龈、牙齿、舌苔
13 ～ 36 个月	有柄牙刷	柔软的细丝牙刷、小刷头、粗握柄，清洁牙齿、牙龈、舌苔

资料来源：赵青．婴幼儿照护实务［M］．北京：北京师范大学出版社，2023.

二、口腔清洁

(一) 口腔清洁的操作

1. 任务准备

(1) 环境准备：盥洗室整体环境干净、安全、舒适；有良好的采光和通风条件，地面干爽，无水渍、垃圾；洗手台下面可铺设防滑地垫；室温保持在 24℃～26℃，避免对流风。

(2) 物品准备。

1) 擦嘴毛巾：婴幼儿专用、舒适性好、吸水性好的符合标准的擦嘴毛巾。

2) 漱口温水：水温适宜。

3) 婴幼儿专用口杯、牙膏、牙刷，无菌纱布。

(3) 照护者准备：摘取饰物，修剪指甲，清洁双手，仪表整洁，情绪饱满，态度温和，掌握指导婴幼儿口腔清洁的方法。

(4) 婴幼儿准备：心情愉悦，有口腔清洁需求。

2. 任务流程

漱口与刷牙都是保持口腔清洁与健康的重要方法，不仅是良好的生活习惯，而且能有效去除口腔内的食物残渣，预防牙周炎、龋齿等口腔疾病的发生。

口腔清洁

(1) 指导漱口。对于还没出牙的婴儿，简便、有效的口腔清洁方式就是漱口，照护者在给婴儿喂完奶后及时喂一些温开水，清除附着在乳牙表面的奶渍，避免奶瓶龋的发生。幼儿 2 岁左右可以开始学习漱口，照护者先准确示范，利用儿歌、故事、游戏等方式引导幼儿学习漱口。具体操作流程如下：

1) 含水：照护者引导婴幼儿将温水含在口中，闭上嘴巴，不要吞下。

2) 鼓腮：照护者引导婴幼儿反复鼓动两腮，使口腔内的水来回与牙齿、牙龈等部位充分接触，将牙齿表面和间隙的食物残渣冲洗掉（见图 3-19）。

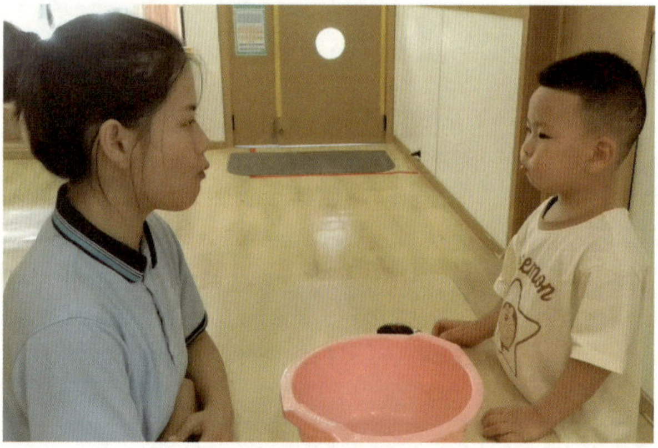

图 3-19 照护者指导婴幼儿鼓腮

3）吐水：照护者引导婴幼儿弯下腰低头对准水池轻轻吐出漱口水。

4）擦嘴：漱口后，照护者引导婴幼儿用毛巾将嘴擦干。

（2）指导刷牙。尚未出牙的婴儿每次哺乳或进食后，照护者可用无菌纱布缠绕在食指上，蘸取少量温开水，伸进婴儿嘴里，轻轻擦拭其牙龈、舌头等部位。第一颗乳牙萌出后，照护者可以将指套牙刷套在手指上为婴儿按摩、擦洗乳牙，消除牙龈和乳牙上残留的奶渍和辅食，每日 1～2 次，每次 1～2 分钟，晚上睡前擦洗牙齿尤其重要。1 岁以上的幼儿就可尝试使用牙刷清洁口腔，但需要照护者在旁协助或指导。具体操作流程如下：

1）浸湿牙刷：照护者引导婴幼儿将牙刷用温水浸泡一会儿。

2）取牙膏：照护者引导婴幼儿取米粒大小的牙膏置于牙刷上。

3）刷牙：照护者引导婴幼儿用右手握住牙刷柄的后 1/3 处，刷前牙唇侧；刷上牙前腭面、下牙舌面；刷后牙颊面；刷后牙舌面；刷牙咬合面（见图 3－20）。[①]

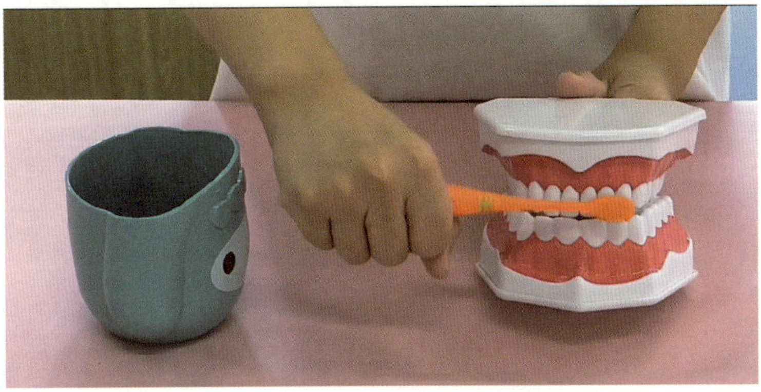

图 3－20　指导婴幼儿刷牙

4）漱口：照护者引导婴幼儿用温水漱口数次，直至牙膏泡沫被完全冲洗干净。

5）擦嘴、擦脸：漱口后，照护者引导婴幼儿用毛巾将嘴角的泡沫和水渍擦干。

幼有优育

巴氏刷牙法

巴氏刷牙法又称龈沟清扫法或水平颤动法，是一种有效去除龈缘附近及龈沟内菌斑的方法。具体方法是：选择软毛牙刷，牙刷与牙长轴呈 45° 指向根尖方向（上颌牙向上，下颌牙向下）；在牙龈—牙齿交界区，使刷毛一部分进入龈沟，一部分铺于龈缘上，并尽可能伸入间隙内，轻柔用力，使刷毛在原位作前后方向短距离的水平颤动 4～5 次；颤动时牙刷移动仅约 1mm，每次刷 2～3 颗牙；将牙刷移到下一组牙时，注意重叠放置。

① 潘建明，蒋晓明，任江维．幼儿照护职业技能教材：中级［M］．长沙：湖南科学技术出版社，2020.

3. 整理与记录

（1）照护者应引导和帮助婴幼儿及时将口杯、牙刷彻底清洗干净。

（2）照护者擦拭洗手台上的水渍，洗手后将物品归位。

（3）照护者观察婴幼儿情绪反应、口腔清洁的状况，将婴幼儿口腔清洁的时间、时长、次数、方法等记录下来（见表 3－5）。

表 3－5　婴幼儿口腔清洁观察记录表

姓名：		性别：	月龄：	
日期	口腔清洁时间	口腔清洁时长	口腔清洁次数	口腔清洁方法
情况分析：				

（二）口腔清洁注意事项

（1）婴幼儿的牙膏、牙刷、口杯要专人专用；用完牙刷后一定要及时、彻底清洗，并保持牙刷干燥；牙刷一般 3 个月左右更换一次，若刷毛扭曲或掉落，应立即更换牙刷。

（2）婴幼儿刚开始练习刷牙时可以暂时不用牙膏。婴幼儿初用牙膏时，照护者应帮助其挤牙膏，用量不要太多，控制在米粒大小。

（3）关注漱口。由于婴幼儿年龄小，还没有掌握正确的漱口方法，可能水在口腔内停留时间太短就吐出来，无法起到有效清洁口腔的作用，因此照护者应在旁边关注和引导，指导婴幼儿正确漱口。

（4）注意时长。婴幼儿可能存在刷牙时间短的问题，为了保证每个牙面都有足够的拂刷时间，每次刷牙时间应不少于 3 分钟；为了控制牙菌斑、保持口腔卫生与口气清新，至少每天早晚各刷牙一次。[1] 照护者应引导婴幼儿每次刷牙 3 分钟，每天早晚各刷牙 1 次。

（5）防止误吞。婴幼儿可能会出现误吞牙膏的情况。照护者在指导婴幼儿刷牙时，应密切关注其刷牙情况，一旦发现这种情况，及时纠正。照护者还可以为婴幼儿购买成分安全、可以吞咽的婴幼儿专用牙膏。

（6）固定刷牙时间。婴幼儿刷牙还存在刷牙时间不固定的情况，照护者可每天在固定的时间帮助或指导婴幼儿刷牙。

（三）口腔清洁的回应性照料要点

（1）营造适宜的口腔清洁环境。照护者应为婴幼儿提供干净、安全、舒适的清洁环境，准备婴幼儿专用的牙刷、牙膏等；营造轻松的心理氛围，用温柔的语气告知婴幼儿口腔清洁的意义和方法，避免在清洁过程中呵斥或责骂。

（2）及时判断口腔清洁需求。照护者通过观察婴幼儿的日常行为和活动安排，如早上起床后、餐后等，敏锐地判断其口腔清洁需求，确保口腔清洁的及时性。

（3）关注婴幼儿清洁口腔时的表现。在帮助婴幼儿清洁口腔时，照护者要注意观察其表情是否舒适愉悦。若婴幼儿自主清洁口腔，照护者需关注其是否需要帮助，以及口腔清洁方法是否正确，如发现婴幼儿清洁口腔时方法不当，应及时给予指导。

（4）给予及时的回应与反馈。照护者在指导婴幼儿清洁口腔时，应通过眼神、语言等方式与婴幼儿互动。当婴幼儿正确完成口腔清洁后，照护者要及时给予表扬和鼓励；若出现不良行为，如玩水或不认真清洁口腔，照护者应温和而坚定地提醒或示范。

（5）关注个体差异并因材施教。照护者应根据婴幼儿的能力水平提供差异化指导。对于能力较强的婴幼儿，照护者要鼓励其自主清洁口腔，增强其独立性；对于能力较弱的婴幼儿，照护者可适当协助，逐步引导其掌握口腔清洁技能。

幼有优育

龋病的防控与家庭照护

婴幼儿萌出第一颗乳牙时就应开始清洁牙齿。养育人可根据月龄选用纱布、指套牙刷、儿童常规牙刷早晚为婴幼儿清洁牙齿。建议使用儿童含氟牙膏，牙膏使用量为米粒大小。每次进食后喂白开水或清洁口腔。尽量避免餐间摄入含糖饮食，饮水以白水为主。养育人不应将食物嚼碎后再喂给婴幼儿、不应与婴幼儿共用餐具，婴幼儿喂养器具应经常清洗消毒。

---

① 医师资格考试指导用书专家编写组．国家医师资格考试实践技能应试指南［M］．北京：人民卫生出版社，2010.

第一颗乳牙萌出到12月龄之间，进行第一次口腔检查和患龋风险评估，之后每3～6个月定期检查。对患龋中、低风险的婴幼儿，每年使用含氟涂料2次；对高风险的婴幼儿，每年使用4次。乳磨牙深窝沟可行窝沟封闭。一旦发现牙齿有颜色、质地及形态的改变建议及时就诊。

资料来源：国家卫生健康委办公厅关于印发3岁以下婴幼儿健康养育照护指南（试行）的通知［EB/OL］. 中华人民共和国国家卫生健康委员会妇幼健康司官网，2022-11-19.

任务四　婴幼儿的身体清洁

婴幼儿新陈代谢旺盛，自主神经系统发育不成熟，调节汗腺的功能差，导致出汗较多，再加上皮屑脱落以及大量细菌黏在皮肤上，很容易造成感染，因此婴幼儿的身体清洁是非常必要的。婴幼儿的身体清洁有助于保护表皮的正常功能，减少皮肤溃烂、感染的可能；降低细菌进入身体的风险，预防感冒、发热、腹泻等多种常见疾病；养成良好的卫生习惯。除此之外，婴幼儿的皮肤与水全面接触，可改善婴幼儿皮肤的感知能力，从而提高对环境的适应能力。

一、身体清洁的原则

（一）适度性原则

由于婴幼儿的皮肤娇嫩柔软，表皮较薄，皮下毛细血管丰富，局部防御能力差，轻微的擦伤就可能造成细菌感染，因此不能频繁清洁。一般来说，每天或者隔一天洗一次澡即可，局部脏污可以用温水打湿毛巾轻轻擦拭，避免使用刺激性的身体清洁用品和过度清洁。

（二）个性化原则

婴幼儿的身体清洁要根据个体差异具体问题具体分析。照护者要有敏锐的观察力，在进行任何一个部位的清洁时，都需要充分观察婴幼儿的身体情况，根据日常生活中定期记录的婴幼儿的习惯、身体特点做出相应判断。皮肤受到感染或者患病的婴幼儿不宜进行沐浴。

（三）温和性原则

温和性主要是指行动温和、态度温和。行动温和即照护者对婴幼儿进行清洁照护时动作要轻柔且迅速，以免对婴幼儿娇嫩的皮肤造成伤害；态度温和则是要求照护者能针对婴幼儿的哭闹、表情、姿势等，运用适宜的动作、语言、表情、眼神给予婴幼儿回应，以温和的态度与婴幼儿互动，营造安全舒适的清洁氛围。

（四）专用性原则

由于婴幼儿的皮肤渗透性强，同样剂量的身体清洁用品中的化学物质，其皮肤的吸收量要比成人皮肤的吸收量大得多；婴幼儿自身的免疫系统尚未完善，抵抗力较弱，其身体对过敏物质或毒性物质的反应也比成人强烈得多，因此婴幼儿的身体清洁用品不能与成人的身体清洁用品混用。照护者要根据婴幼儿皮肤特点，选择婴幼儿专用的身体清洁用品对其进行身体清洁。

二、身体清洁用品的选择

（一）浴巾的选择

在选择婴幼儿浴巾时，照护者需要综合考虑，以确保婴幼儿身体清洁的舒适和安全。以下是一些选择要点。

1. 材质选择

浴巾的选择和洗脸毛巾的选择一样，材质必须要具有安全性、舒适性、吸水性。照护者为婴幼儿选择浴巾时，注意检查浴巾的包边做工以及商标是否在结合处做了隐藏处理，以保证使用时的安全；首选纯棉材质，特别是优等的精梳细绒棉或长绒棉，这种材质柔软亲肤，不易引起过敏。吸水性是浴巾选择的重要指标，尤其是冬天，吸水性差的浴巾容易让婴幼儿着凉，纯棉和纱布浴巾通常具有较好的吸水性。透气性好的浴巾更容易晾干，避免滋生细菌而引起婴幼儿皮肤不适。纱布浴巾轻薄透气，特别是纺织比较密集的纱布浴巾，整体不厚实但表面平整，适合婴幼儿娇嫩的皮肤。竹纤维浴巾抗菌除臭、吸水性强，也是当前人们经常选择的浴巾类型。因为婴幼儿的皮肤较为娇嫩敏感，经常使用合成纤维材质的浴巾可能会损伤皮肤。

2. 尺寸选择

在选择婴幼儿浴巾的尺寸时，照护者要考虑婴幼儿的年龄、身高以及日常使用的实际需求。尺寸适中的浴巾能够完全保护婴幼儿身体的同时，还能方便照护者操作。照护者避免选择过大或过小的浴巾，过大的浴巾可能拖地碰到杂物，不利于清洁；过小的浴巾可能无法完全包裹婴幼儿。但是，婴幼儿的生长速度是非常快的，在选择浴巾时，照护者可以选择稍大一些的浴巾，以便婴幼儿长大一些后仍能使用。

3. 款式选择

照护者可以选择款式可爱、颜色素雅的浴巾，以增加婴幼儿对沐浴的兴趣。素色的浴巾在加工时通常没有或较少使用染料，更安全；应避免选择颜色过于鲜艳或有复杂图案的浴巾，以免刺激婴幼儿的眼睛。斗篷式浴巾也比较实用，它不仅可以作为浴巾使用，还可以作为盖毯、抱被等，一巾多用；带有小帽子的浴巾可以方便地给婴幼儿擦干头发。

（二）浴盆的选择

在为婴幼儿选择浴盆时，我们需要考虑多个因素，以确保婴幼儿的舒适和安全。照护者选择浴盆时首先应考虑婴幼儿体型，避免选择过大或过小的浴盆。大浴盆不经济，用水量大，而且如果婴幼儿体型太小有滑入水中的危险；小浴盆空间有限不利于婴幼儿沐浴。照护者要选择触感舒适、材料安全的浴盆，以无刺激性味道、牢固耐用为宜。浴盆底部应有一层软垫或其他防滑设计，确保婴幼儿在洗澡时不会滑动。浴盆应设有排水孔和活塞，以便快速排水。浴盆宜有斜靠，这样婴幼儿洗澡时会更舒适。

（三）洗护用品的选择

1. 适合婴幼儿，成分简单

照护者宜选择标有“专为婴儿设计”或“婴幼儿专用”等字样的洗护用品，因为这些产品经过特别设计，适合婴幼儿的皮肤特性和需求。照护者宜优先选择成分简单的洗护用品，避免选择功能复杂、添加化学成分过多的洗护用品。

2. 包装完整，标示清楚

照护者购买婴幼儿洗护用品时，要检查包装是否完整无损，避免购买到破损或变质的产品；同时应购买标示清楚的产品，内容和成分应标示详尽，对于成分标示不明、说明模糊的产品应谨慎购买。

3. 功能基础，用途简单

选择具有基本洁肤和护肤功能的洗护用品即可，避免选择功能过于复杂的产品。照护者要根据婴幼儿的特殊需求选择相应的洗护用品，如敏感肌肤的婴幼儿可以选择专为敏感肌肤设计的洗护用品。

4. 性能温和，避免刺激

婴幼儿的皮肤厚度比成人薄，且角质层尚未完全发育，容易受到外界刺激的影响，温和的洗护用品能够减少对婴幼儿皮肤的刺激，防止过度干燥和不适应。为了维持婴幼儿皮肤的弱酸性环境，建议照护者选择弱酸性或中性的洗护用品；无刺激、含有天然成分的洗护用品，可以减少对婴幼儿皮肤的刺激。

三、身体清洁

（一）身体清洁的操作

1. 任务准备

（1）环境准备：盥洗室整体环境干净、安全、舒适；室温保持在 26℃～28℃，水温适宜，门窗关闭，无对流风。

（2）物品准备：婴幼儿专用浴盆，浴巾，洗发露，沐浴露，润肤露，棉签，水温计，纸尿裤，换洗的衣物。

（3）照护者准备：摘取饰物，修剪指甲，清洁双手，仪表整洁，情绪饱满，态度温和，掌握帮助婴幼儿洗澡的方法。

（4）婴幼儿准备：清醒状态，心情愉悦，无疾病，皮肤无感染。

身体清洁

2. 任务流程

（1）脱衣物：照护者脱下婴幼儿衣物与纸尿裤，用浴巾包裹婴幼儿全身，露出头部（见图 3－21）。

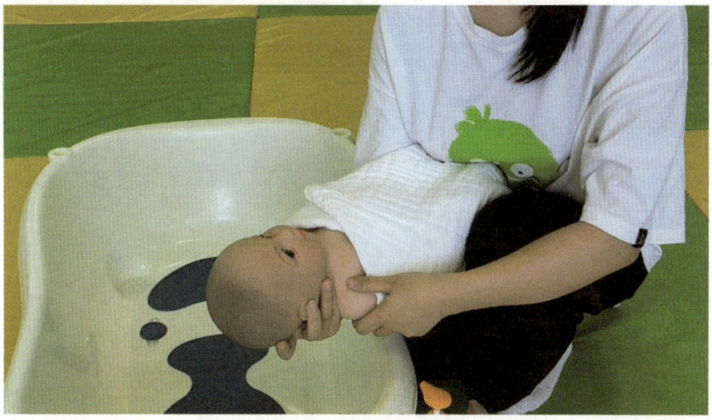

图 3－21　用浴巾包裹婴幼儿全身

（2）洗头：照护者抱婴幼儿，一只手支撑婴幼儿背部，手掌托住头颈部，使婴幼儿脸朝上；托住头的那只手拇指和无名指分别将婴幼儿的耳郭往前按住，遮住耳洞；将婴幼儿头发打湿，然后均匀涂抹洗发露，用指腹轻轻揉搓头发（见图 3－22），再用清水冲洗干净，最后用毛巾擦干。

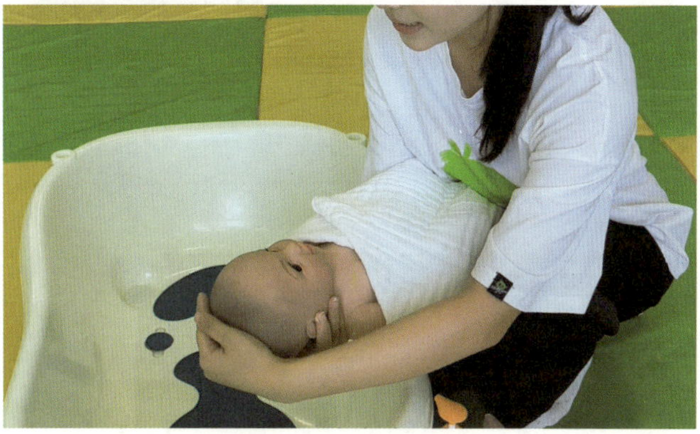

图 3－22　用指腹轻轻揉搓头发

（3）洗身体。

1）清洗躯干（见图 3－23）：照护者挤压适量的沐浴露，在水里轻轻揉搓后抹到婴幼儿的颈部，轻轻揉搓躯干。清洗顺序为：颈部—胸部—腹部。

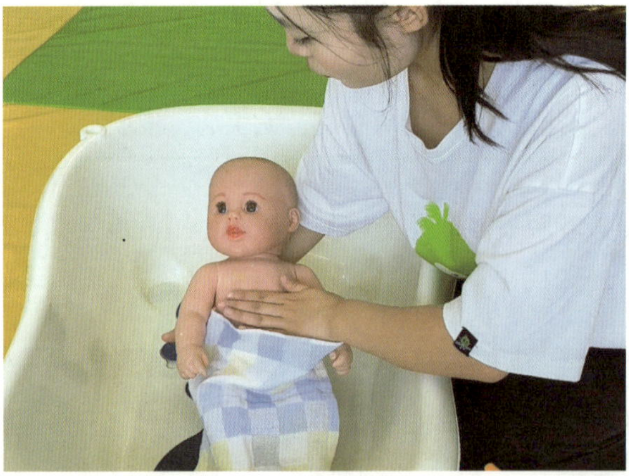

图 3－23 清洗躯干

2）清洗上肢（见图 3－24）：皮肤的皱褶处、关节处、指间都要清洗干净，洗完一侧再洗另一侧。清洗顺序为：腋窝—手肘—手掌。

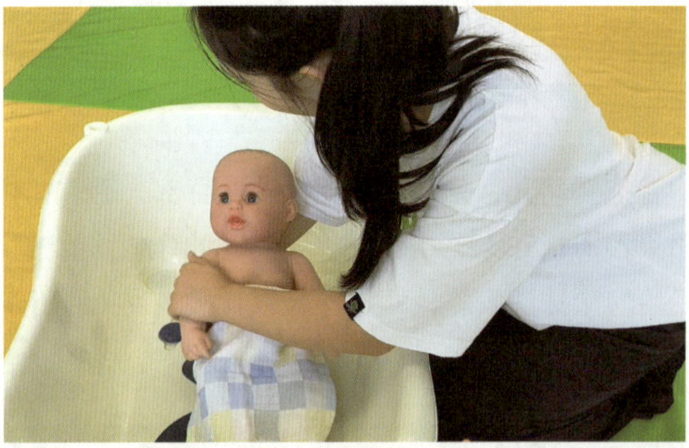

图 3－24 清洗上肢

3）清洗下肢（见图 3－25）：洗完一侧再洗另一侧。清洗顺序为：腹股沟—大腿—腘窝—小腿—脚掌。

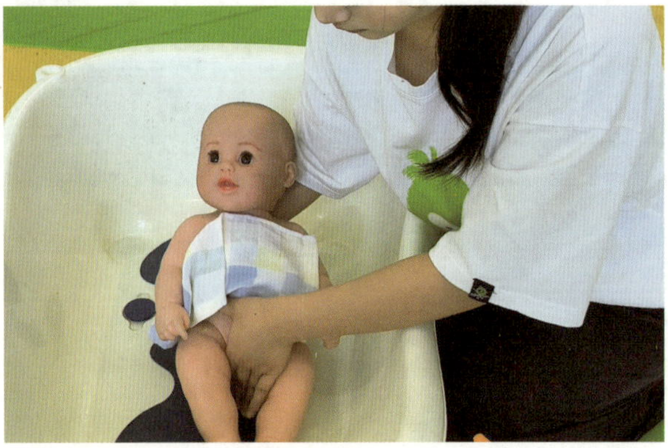

图 3－25 清洗下肢

4）清洗背部（见图 3－26）：照护者轻轻地把婴幼儿翻过来，一只手握住婴幼儿肩部及腋窝处，使其俯卧于自己前臂上，由上到下清洗后颈、后背、臀部。

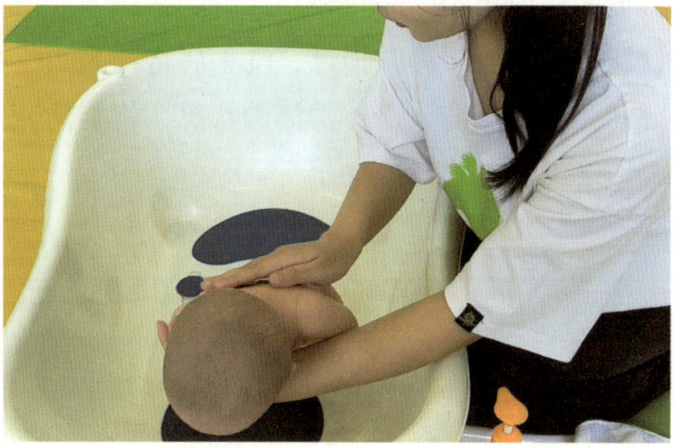

图 3－26　清洗背部

（4）擦干：照护者将婴幼儿从浴盆中抱出，用浴巾包裹婴幼儿全身并擦干水分（见图 3－27）。

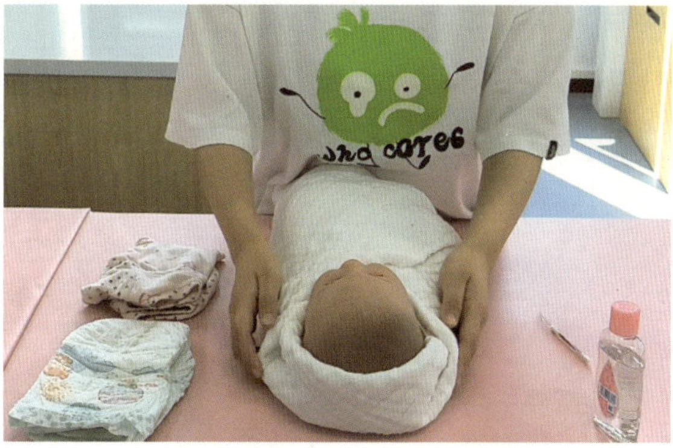

图 3－27　用浴巾包裹婴幼儿全身并擦干水分

（5）护理：照护者用棉签清除婴幼儿外耳道、鼻腔里的污垢与水渍（见图 3－28），涂抹润肤露。若是新生儿，照护者还要为其做好脐部护理。

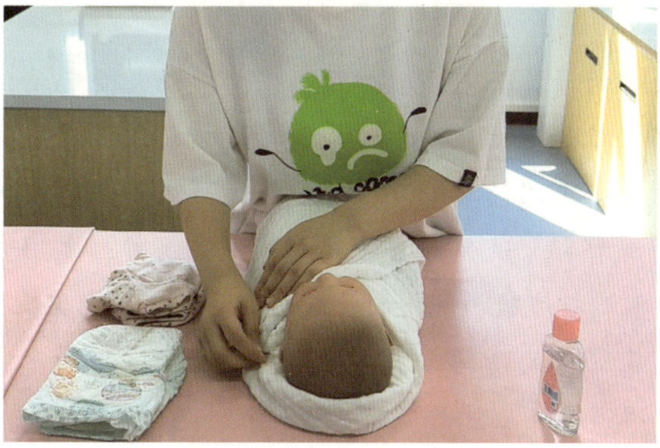

图 3－28　做好浴后护理

（6）穿衣：照护者为婴幼儿垫好纸尿裤，穿上干净的衣物。

3. 整理与记录

（1）照护者及时将地面水渍擦干，防止婴幼儿滑倒摔伤。

（2）照护者将浴盆、浴巾清洗干净并消毒，洗手后将物品归位并摆放整齐。

（3）照护者观察婴幼儿情绪反应、身体清洁的状况，将婴幼儿身体清洁的时间、时长、方法和皮肤状态等记录下来（见表 3-6）。

表 3-6 婴幼儿身体清洁观察记录表

姓名：	性别：	月龄：		
日期	身体清洁时间	身体清洁时长	身体清洁方法	皮肤状态
情况分析：				

幼有优育

婴幼儿臀部的清洁

做好婴幼儿臀部的清洁具有重要作用。保持婴幼儿臀部清洁，可促进会阴部和臀部的血液循环，维持婴幼儿皮肤健康和愉悦情绪。对于婴儿，臀部的清洁一般采用平躺式；对于会走路的婴幼儿，可以采用蹲式。照护者可以采用质地柔软的纱布为婴幼儿清洗臀部，洗完后要将纱布清洗、消毒；要用专用的盆为婴幼儿清洗，洗臀部的盆不能与洗脸、洗脚的盆混用，避免交叉感染。

女宝宝和男宝宝臀部的清洁方式略有不同。女宝宝用清水清洁即可，照护者清洁其尿道口和外阴部时，应注意从前往后（由阴道口往肛门方向）擦，防止肛门内的细菌进入阴道和尿道，同时动作要轻柔。大部分男宝宝 3 岁前包皮与龟头都是连在一起的，在清洗时不能将其包皮往上翻。肛门、大腿根部、皮肤皱褶处以及女宝宝的外阴、男宝宝的阴茎等处均要清洗干净。

资料来源：李立新，龚长兰. 婴幼儿回应性照护［M］. 北京：中国人口出版社，2022.

（二）身体清洁注意事项

（1）身体清洁时水温要恒定，防止烫伤或受凉。

（2）婴幼儿每次洗澡时间不宜超过 10 分钟，身体清洁与护理过程中要注意保暖，动作轻柔而迅速。

（3）婴幼儿生病时或注射疫苗后不宜进行身体清洁，哺乳后 30 分钟内不要进行身体清洁，婴幼儿哭闹剧烈时可暂停身体清洁。

（4）保持关注。照护者要密切关注婴幼儿的脸色、呼吸，避免其耳朵、眼睛、口腔进水。

（5）身体清洁过程中，婴幼儿不能单独在浴盆或浴室内，避免摔伤或溺水。

（6）新生儿脐带未脱落之前，尽量不泡在浴盆内沐浴，注意保持脐部干燥。

（三）身体清洁的回应性照料要点

（1）为婴幼儿营造良好的身体清洁环境。一方面，照护者要营造干净、安全、舒适的物质环境，沐浴室的布置符合婴幼儿身心发展特点，洗护用品、浴巾、浴盆等物品准备齐全。另一方面，照护者要营造宽松、和谐的心理环境，要用温柔的语气告知婴幼儿身体清洁的意义和方法，让婴幼儿对身体清洁有所期待，并注意动作轻柔、语言温柔，让婴幼儿感受到关爱与安全感。

（2）丰富身体清洁体验。照护者既可以与婴幼儿进行语言、表情、动作交流，也可以通过哼唱儿歌、互动游戏等方式让婴幼儿感受到身体清洁带来的愉悦。

（3）对婴幼儿身体清洁时的表现给予及时回应。婴幼儿在洗澡时表现得很配合，照护者可对其说：“宝宝洗澡真配合呀，是不是很舒服呀”；婴幼儿能够自主洗澡时，照护者要及时给予表扬：“宝宝可真能干呀，都会自己洗澡了”。

（4）及时调整。如果婴幼儿在洗澡时，照护者明显看出其情绪状况不好，甚至哭闹，就要快速找到原因，及时调整或者暂停。

幼有优育

关注婴幼儿洗澡安全

《3 岁以下婴幼儿健康养育照护指南（试行）》指出，重视婴幼儿个人卫生，经常为婴幼儿洗澡，且养育人应全程在场。除了要关注婴幼儿良好卫生习惯的培养，照护者还应关注洗澡过程中的安全问题，树立安全意识。一是水温控制。婴幼儿洗澡的水温要控制在37℃～40℃，避免水温过低或过高，水温过高会烫伤婴幼儿娇嫩的皮肤，水温过低可能导致婴幼儿受凉感冒。照护者可以用水温计准确测量水温，也可以用手腕内侧来测试水温。二是室温调节。婴幼儿洗澡时，室温建议控制在26℃～28℃，尤其是在冬季，可以使用暖气或暖风空调调节室温，避免婴幼儿洗澡时受凉。三是时间控制。婴幼儿洗澡时间不宜过长，一般控制在10分钟左右，避免婴幼儿疲劳和感冒。四是避免进食。如果洗澡前婴幼儿进食，就容易出现吐奶和呛咳等情况，严重者可危及生命。五是注意特殊部位保护。洗澡过程中要特别注意保护婴幼儿的耳朵、眼睛，如果新生儿脐带还未脱落，还应用防水贴贴住脐部。除此之外，洗澡过程中，照护者应全程在场，不能离开婴幼儿，防止婴幼儿洗澡时跌倒和溺水。

项目小结

本项目聚焦婴幼儿清洁中的回应性照料，提供了规范的清洁照护指导策略。本项目确立了婴幼儿清洁照料的知识、能力和素养三大目标，旨在引导学生体会婴幼儿清洁照料的专业性，关爱婴幼儿，重视婴幼儿良好卫生习惯的培养，树立吃苦耐劳的职业精神。在婴幼儿的手部清洁部分，本项目阐述了手部清洁的意义和手部清洁的方法，重点强调了七步洗手法的指导要点；在婴幼儿的脸部清洁部分，本项目着重阐述了脸部清洁的意义、洗脸毛巾的选择和脸部清洁的方法；在婴幼儿的口腔清洁部分，本项目对牙膏、牙刷的选择标准进行了详细阐述；在身体清洁部分，本项目重点阐述了身体清洁的原则和身体清洁用品选择的要求。本项目始终贯穿回应性照料的理念，倡导照护者在手部清洁、脸部清洁、口腔清洁以及身体清洁过程中，细致观察婴幼儿的表现，并给予积极回应，通过情感支持和个性化引导，帮助婴幼儿建立良好的卫生习惯。总之，本项目为婴幼儿清洁照料提供了规范、可行的指导方案，旨在促进婴幼儿自理能力的提升和卫生习惯的养成。

同步练习

一、单选题

1. 洗脸毛巾的选择标准不包括（　　）。

A. 安全性　　B. 吸水性　　C. 舒适性　　D. 价格

2. 指套牙刷最适合（　　）的婴幼儿。

A. 0～6个月　　B. 7～12个月　　C. 1～3岁　　D. 3～6岁

3. 婴幼儿每次洗澡时间不宜超过（　　）。

A. 5分钟　　B. 10分钟　　C. 12分钟　　D. 15分钟

二、判断题

1. 婴幼儿浴巾应选择款式可爱、颜色素雅的浴巾。(　　)

2. 婴幼儿初用牙膏刷牙时，用量不要太多，控制在黄豆大小。(　　)

3. 用七步洗手法洗手时，各环节不少于 10 秒。(　　)

三、简答题

1. 七步洗手法的具体步骤有哪些?

2. 身体清洁的原则有哪些?

3. 婴幼儿身体清洁用品的选择要求有哪些?

四、思考题

萱萱 2.5 岁了，妈妈向老师反映，萱萱在托育机构里愿意刷牙，但是在家里却不愿意刷牙。作为她的老师，你会怎样引导萱萱在家里也爱上刷牙呢? 请结合实际案例进行分析。

项目四 婴幼儿如厕中的回应性照料

学习目标

知识目标

1. 了解正确选择纸尿裤的要点；
2. 理解婴幼儿大小便异常的表现、便后清洁的作用；
3. 掌握婴幼儿大小便前的表现、纸尿裤更换注意事项及婴幼儿如厕训练的时机。

能力目标

1. 能够正确指导婴幼儿养成规律大小便的习惯；
2. 能够帮助婴幼儿实施便后清洁；
3. 能够完成婴幼儿尿布、纸尿裤的更换；
4. 能够识别婴幼儿大小便的异常情况；
5. 能够正确指导婴幼儿如厕。

素养目标

具备对婴幼儿大小便后清洁和观察婴幼儿大小便的耐心和责任心；具有发现问题和冷静、果断地解决问题的能力；在操作中关心、爱护婴幼儿。

案例导入

穿纸尿裤的畅儿

托小班的畅儿是一位18个月的宝宝，入托一周后，他已经基本适应了托育园的生活，很少哭闹，喜欢和老师抱抱，能跟哥哥姐姐一起开心玩耍。今天上午，畅儿在玩耍过程中突然哭闹起来，老师温柔地问畅儿：“宝贝怎么啦，是饿了吗？不是啊，那老师再闻闻，哦，我们畅儿解大便了，屁屁感觉不舒服，对吧？”接下来，老师需要给他清洁臀部和更换纸尿裤。

问题：在生活中，作为照护者之一的老师如何指导家长正确选择纸尿裤？照护者应该怎样给婴幼儿更换纸尿裤？在婴幼儿如厕中照护者应怎样进行回应性照料？

任务一 婴幼儿尿布、纸尿裤的更换

一、尿布疹

尿布疹，又称尿布皮炎，是发生在裹尿布、纸尿裤部位的一种皮肤炎性疾病。尿布疹的表现是臀部与尿布、纸尿裤接触区域的皮肤发红、发肿，甚至出现溃烂、溃疡及感染，稍有轻微的外力或摩擦便会引起损伤。尿布疹多见于新生儿及患腹泻的婴幼儿。

（一）患尿布疹的原因

第一，婴幼儿皮肤娇嫩，受到摩擦时容易破损，加之免疫系统的功能还没有发育完善，受到刺激很容易过敏。第二，婴幼儿皮肤汗腺未发育完善。婴幼儿皮肤上的汗腺排汗孔小，皮肤的面积虽然比成人小得多，但排汗量却几乎和成人一样。因此，如果未能及时排出湿气和热气，婴幼儿很容易产生尿布疹。第三，婴幼儿每天排尿、排便次数多。婴幼儿的新陈代谢非常活跃，尤其是体内水代谢，但婴幼儿的膀胱却很小，所以婴幼儿每天排尿和排便的次数多，对皮肤产生的刺激多，臀部较长时间处于湿热的状态。如果照护者不及时护理，就会使臀部总处于潮湿和被尿便污染的状态，诱发尿布疹。

（二）尿布疹的症状

常见的尿布疹症状有皮肤发红、红斑样皮疹、溃疡、情绪烦躁不安等。轻度尿布疹是在会阴部、大腿外侧、肛门周围及臀部处出现充血、发红。中度尿布疹是在轻度尿布疹基础上继续发展，出现渗出液，继而表皮脱落，形成浅表溃疡，并伴随红斑、丘疹。重度尿布疹则发展成较深的溃疡、糜烂，皮损甚至可蔓延至大腿内侧等，严重时可并发败血症、感染性休克。

（三）患后护理

1. 保证透气

皮肤尽可能暴露在空气中，提高局部皮肤透气性，尿布区保持皮肤干爽。照护者在选择纸尿裤时，尽量选择轻薄透气的纸尿裤，具有透气小微孔的纸尿裤透气性更佳。

2. 修复屏障

照护者可以选择一些护臀膏，护臀膏可以滋润皮肤、修复轻度受损的屏障功能、抑制轻度炎症。照护者尽量选择弱酸性的护臀膏，这样既可以调整婴幼儿的皮肤环境，也可以改善粪便、尿液导致的局部碱性环境。

3. 及时清洗

照护者要及时清洗残留粪便，清洗时避免热水烫洗、大力摩擦等。对于已经出现尿布疹症状的婴幼儿，排便之后彻底清洗非常重要，否则残留的少量粪便很容易刺激已经受损的皮肤。腹泻的婴幼儿更容易出现尿布疹，这和多次排便、反复刺激都有关系。照护者除了要做好尿布区护理，还应积极缓解婴幼儿的腹泻，减少频繁排便对皮肤的反复刺激。

4. 纸尿裤适宜

照护者尽量选择内层柔软、透气性良好、吸收快的一次性纸尿裤。月龄段较小的婴幼儿的粪便比较稀，反复排稀便会对皮肤产生刺激，因此要选择有利于稀便吸收的纸尿裤，这样可以呵护娇嫩皮肤。月龄段较小的婴幼儿大约每两小时更换一次尿布、纸尿裤，月龄段较大的婴幼儿可每 3 ～ 4 小时更换一次尿布、纸尿裤。

5. 护理教育

父母或其他照护者应该对尿布疹的病因、发病机制、护理方法等有充分的了解，这样才能做好护理工作，减少尿布疹的发生。

幼有优育

识别婴幼儿尿湿的信号

当婴幼儿躺在潮湿的尿布上，或者纸尿裤里的尿液让其不舒服时，往往会哭泣，但哭声不会很大，节奏也较慢。有的婴幼儿不会哭闹，但身体会不安地扭动。因此，当照护者捕捉到婴幼儿发出相关信号，或纸尿裤的尿显线变色时，需要为其更换尿布或纸尿裤。当婴幼儿患有尿布疹或类似病症时，也会哭泣和不安地扭动身体，这时需要照护者观察其尿布区的皮肤，根据病情进行护理或就医。

资料来源：潘建明，蒋晓明，任江维．幼儿照护职业技能教材：中级［M］．长沙：湖南科学技术出版社，2020.

二、尿布、纸尿裤的选择

尿布可以由成人居家自制——将纱布、白布、软棉布裁剪成长方形或正方形，认真洗涤和晾晒后可反复使用，但要注意做好尿布的清洁消毒工作，避免婴幼儿过敏。尿布需要配合松紧带或尿裤套一起使用，否则婴幼儿活动的时候容易侧漏或掉落。纸尿裤是一次性的，有魔术贴，粘贴好后的形状与内裤相似。如果婴幼儿排尿较为频繁，用纸尿裤更方便，婴幼儿活动时既不容易掉落，也不容易出现侧漏，可自行调节松紧。

尿布、纸尿裤有所不同，如果选择不当或不注意更换与清洁，很容易造成婴幼儿臀部过敏，产生尿布疹。选择尿布、纸尿裤的要点如下：

（一）包装标识规范

照护者要重点查看纸尿裤包装上的标识是否规范、是否有产品合格标志等，保证给婴幼儿使用的纸尿裤是安全的、适用的。

（二）透气性与吸水性好

尿布、纸尿裤的透气性越好，越不容易引发尿布疹等疾病。剪裁设计、材料的选用、厚薄程度都是决定透气性的关键。吸水性好的尿布、纸尿裤能够较好地保证婴幼儿屁股的干爽。对于尿布来讲，棉质面料的透气性和吸水性比化纤面料好。纸尿裤的透气性主要取决于材料的质量，能否迅速将尿液吸入底层并锁定、能否防止反渗是判断其吸水性的关键。

（三）柔软舒适

越柔软的纸尿裤所用材质越好，同时对婴幼儿的皮肤伤害越小。无纺布的用料关系纸尿裤的柔软性，照护者可从手感和软硬度来判断。尿布裁剪后也要多次清洗，减少肥皂等碱性物质残留，或可以用开水烫一烫，增加尿布的柔软度。婴幼儿的皮肤娇嫩，照护者在选用尿布、纸尿裤时，一定要仔细辨别，选择柔软的尿布、纸尿裤，减小摩擦对婴幼儿的皮肤造成伤害。

（四）浅色无味

照护者可以选择白色、浅黄色、浅粉色等浅色尿布、纸尿裤，方便观察大小便的颜色和特点；避免用深色尿布、纸尿裤，尤其是蓝色和紫色，以防染料刺激婴幼儿皮肤，引起过敏。纸尿裤在生产过程中使用了多种材料，如果气味不佳甚至有刺激性气味，说明该产品使用了劣质材料。照护者要选择没有刺激性气味的纸尿裤。

（五）厚度适中

较厚的尿布、纸尿裤对于婴幼儿来说舒适性较低、透气性也较差，还可能引起皮肤过敏、湿疹等症状。较薄的纸尿裤里面含有较多的高吸收性树脂，较厚的纸尿裤里面含有较多的绒毛浆。尿布、纸尿裤不宜过厚，否则会导致透气性降低，也会引起皮肤过敏、湿疹等症状，而且长时间夹在两腿之间还有可能造成下肢变形。

（六）防漏效果好

随着婴幼儿年龄的增长，其活动范围及活动量也在增加，因此防漏功能尤其重要。如果纸尿裤的吸收芯层设计不合理，很可能在婴幼儿活动时发生侧漏、外漏。照护者选择质量好、有防漏功能的纸尿裤，可以防止排泄物渗出，保证婴幼儿自由活动。

（七）具备尿湿显示功能

普通的尿布是没有尿湿显示功能的，大部分纸尿裤会有一条或者两条尿显线，中间加入一种一遇到尿液就会变色的物质，这种物质对婴幼儿的皮肤是无刺激的。尿显线可以帮助照护者及时地了解纸尿裤的使用情况，从而给予婴幼儿相应的回应性照料。

三、尿布、纸尿裤的更换

（一）尿布、纸尿裤的更换方法

1. 任务准备

（1）环境准备：环境干净、整洁、安全，温湿度适宜。

（2）物品准备：干净的纸尿裤，湿纸巾，隔尿垫，软毛巾，温水，护臀膏等。

（3）照护者准备：着装整洁，修剪指甲，清洁双手，态度温和。

（4）婴幼儿准备：已排便、排尿致尿布、纸尿裤脏污或长时间未更换尿布、纸尿裤，情绪稳定。

2. 任务流程

（1）照护者让婴幼儿平躺在床上，将隔尿垫垫在婴幼儿臀部下方；清洁并温暖双手，查看纸尿裤的尿显线或解开尿布。

纸尿裤的更换

（2）照护者在操作中要与宝宝交流，告诉婴幼儿要换尿布或纸尿裤了。

（3）照护者将婴幼儿双脚向上适当地抬高并固定好，如果婴幼儿大便，应先用湿纸巾或软毛巾将大便擦去，再用温水将臀部及大腿根洗净并擦干。

（4）更换尿布或纸尿裤时，照护者轻提婴幼儿双腿将尿布或纸尿裤放于臀部下方；尿布前片盖住婴幼儿腹部处，露出脐部，固定尿布，留出一根手指的宽松度；纸尿裤背后需要齐腰包裹好，双侧胶带黏于不光滑面。

（5）照护者用双手食指放入尿布或纸尿裤间查看松紧度。

3. 整理与记录

（1）照护者整理用物，洗手。

（2）在更换过程中，照护者应密切观察婴幼儿的皮肤情况、反应等，确保安全，并详细记录尿布、纸尿裤的更换时间及便量、颜色、性质等（见表 4－1）。

表 4－1 尿布、纸尿裤更换观察记录表

姓名：	性别：		月龄：	
日期	更换时间	大便量、小便量	大便、小便颜色	大便性质

续表

日期	更换时间	大便量、小便量	大便、小便颜色	大便性质
情况分析：				

（二）尿布、纸尿裤更换注意事项

（1）避免感染。照护者在包尿布、纸尿裤时，注意不能盖住婴幼儿脐部。湿了的尿布、纸尿裤会使婴幼儿的脐部潮湿，引发炎症。

（2）预防感冒。照护者操作前要注意房间温湿度，操作过程中动作保持连续性，尽量减少操作时间，防止婴幼儿受凉感冒。

（3）保护婴幼儿。照护者的更换动作要轻柔，尿布、纸尿裤不可包得过紧，要注意保护婴幼儿，避免受伤和出现不适。

（4）人文关怀。照护者在操作过程中可多与婴幼儿互动，以免其突然哭闹、不配合。

（三）尿布、纸尿裤更换的回应性照料要点

（1）及时回应。照护者要对婴幼儿发出的需求信号（如小声哭泣、身体摇晃等）及时做出反应。

（2）仔细观察，做好记录。照护者在清洁前需要仔细观察婴幼儿的皮肤情况，并做好相关记录。如果照护者为老师，婴幼儿有皮肤受损的情况时要及时通知家长，并及时处理。

（3）注意交流、互动。照护者在更换尿布、纸尿裤过程中，应运用语言与婴幼儿进行交流互动，让其了解正在做的事情，使其更有安全感。

（4）巧用玩具或游戏。照护者可以利用玩具或游戏，吸引婴幼儿的注意，避免其哭闹。

（5）心态平和，语气温柔。照护者要保持平和的心态，不要指责婴幼儿，语气要温柔。

（6）换后抚慰。更换结束后，照护者可将婴幼儿抱在怀中，让其感受到温暖。

幼有优育

健康养育照护

为提升儿童健康水平，促进儿童早期发展，加强婴幼儿养育照护指导，指导家庭养育人掌握科学育儿理念和知识，提高婴幼儿健康养育照护能力和水平，国家卫生健康委办公厅印发了《3岁以下婴幼儿健康养育照护指南（试行）》，其中对婴幼儿大小便护理提出了指导意见——关注婴幼儿大小便前的动作和表情，掌握其时间规律，固定大小便场所，逐步培养幼儿表达大小便的方式，2岁后逐渐减少白天使用尿布的时间。该指南为爱婴护幼、科学育儿提供了理论基础，帮助父母树立科学的育儿理念，掌握科学的育儿知识和技能，保障儿童健康成长。

任务二　婴幼儿“二便”照护

一、大小便的观察

（一）大便的观察

1. 正常大便的特点

（1）胎粪。胎粪呈墨绿色，略带黏液，由胎儿肠道脱落的上皮细胞、胆汁、浓缩的消化液及吞入的羊水、胎毛、胎脂等组成，无臭味。多数新生儿在24h内排胎粪，少数新生儿24～48h才排胎粪，一般2～3天内排尽。若48h无胎粪排出，家长需带新生儿去医院诊断是否为先天性肛门闭锁或胎粪性肠梗阻。新生儿进食后2～3日内，便逐渐过渡为乳儿便。

（2）母乳喂养婴儿的粪便。母乳喂养的婴儿，粪便呈金黄色，多为均匀糊状，偶有细小乳凝块，有酸味，排便次数有多有少，一般每天2～4次。吃母乳的婴儿较少出现便秘。

（3）人工喂养婴儿的粪便。配方奶喂养婴儿的粪便呈淡黄色，大多成形，较干，含乳凝块较多，为碱性或中性，量多、较臭，排便次数为每日1～2次。吃配方奶的婴儿排便次数较母乳喂养婴儿多，粪便质地较母乳喂养婴儿的粪便硬。由于配方奶成分略有差异，吃不同品牌配方奶的婴儿大便状况也可能不一样。

（4）幼儿大便。幼儿大便成形，黄褐色，排便次数一天一次，摄入食材的不同会影响大便的性状。

2. 异常大便的特点

（1）排便异常的表现。

1）便秘：正常排便但大便形态发生改变，排便次数减少，或排出过干过硬的大便，且排便不畅、困难。便秘常与婴幼儿饮食、饮水不足，排便时间或活动受到抑制有关。照护者不要擅自给婴幼儿用药，应及时就医。

2）腹泻：正常排便但大便形态发生改变，频繁排出松散稀薄的大便甚至水样便，常见于饮食不当、肠道感染等。若出现腹泻次数多、量大、精神差等表现，照护者应立即带婴幼儿就医，不要擅自用药。

（2）大便异常的表现。

包括大便的形状、软硬度、颜色、内容物、气味等方面的异常。不同的大便性状，意味着婴幼儿有不同的身体状况。因此，对婴幼儿大便的性状进行了解，能很好地呵护婴幼儿的健康，让婴幼儿快乐成长。一般来说，出现以下 5 种异常大便时，照护者需要引起注意。

1）蛋花汤样便：喝母乳或奶粉的婴幼儿可能会出现蛋花汤样便，一般见于消化不良，每天排便 5 ～ 10 次，大便颜色呈淡黄色或白色，有奶瓣，有酸味，一般没有黏液。如果症状持续 2 ～ 3 天不见好转，家长应及早带婴幼儿就诊。

2）水样便：在秋季和冬季，婴幼儿容易受肠道病毒的感染而出现水样便，排便时呈喷射状，量较多，每天排便次数在 10 次以上。如果婴幼儿出现水样便，就容易出现脱水、精神不振、吐奶、不吃奶等症状。因此，家长应及早带婴幼儿就诊。

3）绿色稀便：天气发生变化时，婴幼儿着凉或者吃了难以消化的食物，都容易排出绿色稀便，每天排便 5 ～ 10 次。

4）黏液便或脓血便：在夏季天气炎热的时候，细菌感染容易导致婴幼儿大便带血或带有黏液，一旦发生这种情况，家长应及早带婴幼儿就诊。

5）深棕色泡沫状便：人工喂养的婴幼儿，如果未到月龄就食用淀粉类食物，或者进食含有过多淀粉或糖的食物，都有可能排出深棕色泡沫状便。缓解的方法是适当调整饮食结构。

（二）小便的观察

通过观察婴幼儿小便的量、颜色、透明度和沉淀情况，照护者可以了解其泌尿系统的健康状况，保证有异常时能得到及时治疗。

1. 正常小便的特点

（1）尿量。新生儿出生后前几天因摄入少，每天排尿次数仅 4 ～ 5 次，且排尿量少；一周左右时，婴儿每天尿量约 30 ～ 300mL；1 个月左右时每天尿量可达 120 ～ 450mL。随着婴儿的长大，排尿次数会慢慢减少，2 ～ 6 个月的婴儿每天排尿 15 ～ 20 次；随着半流质辅食的增加及肾功能的逐渐完善，7 ～ 12 个月的婴儿每天排尿次数减少为 15 ～ 16 次；13 ～ 36 个月的幼儿每日平均排尿次数约为 10 次。如果婴幼儿尿量少，要考虑是否是因为奶量摄入不足，具体见表 4－2。

表 4－2　婴幼儿排尿次数与尿量

年龄	每天排尿次数	每天排尿量 / mL
0 ～ 2 天	4 ～ 5	0 ～ 80
3 ～ 10 天	20 ～ 25	30 ～ 300
11 天～ 2 个月	20 ～ 25	120 ～ 450
2 ～ 6 个月	15 ～ 20	200 ～ 450
7 ～ 12 个月	15 ～ 16	400 ～ 500
13 ～ 36 个月	约 10	500 ～ 600

（2）颜色。婴幼儿正常尿液颜色为淡黄色。婴幼儿出汗多、喝水少时，尿液颜色较深，呈深黄色。新生儿在最初几天尿色深、稍有浑浊，尿液冷却后呈淡红色，数天后会消失，属正常现象。

（3）透明和沉淀。正常尿液澄清透明，但放置后会变混浊，这是由于尿中的盐类析出所致。

（4）气味。正常尿液无特殊气味，静放一段时间后，尿中会分解出氨，有氨臭味。

2. 异常小便的特点

（1）排尿异常的表现。

1）少尿、无尿：婴幼儿每日尿量 <200mL，为少尿；婴幼儿每日尿量 <50mL，为无尿。少尿、无尿常见于心脏、肾脏功能衰竭等疾病，家长应带婴幼儿及时就医。

2）多尿：多由饮水过多引起。若发现长期尿量增多，伴有多饮、多食，并且体重减轻，家长应带婴幼儿去医院检查。多尿常见于糖尿病、尿崩症等。

3）膀胱刺激征：主要表现为尿频、尿急、尿痛；常由膀胱及尿道感染和机械性刺激所致。膀胱刺激征常见于泌尿系统的结石、感染等。

4）尿潴留：尿液存留在膀胱内而不能自主排出。尿潴留表现为下腹部胀痛，排尿困难。尿潴留常见于膀胱颈或尿道梗阻，脊髓排尿中枢活动障碍或受到抑制，不能形成排尿反射等。

（2）尿液异常的表现。

1）血尿：尿液中含有红细胞。血尿颜色的深浅与尿液中所含红细胞的多少有关，尿液中红细胞较多时呈洗肉水色。血尿常见于肾炎，泌尿系统结石、炎症、肿瘤等。

2）脓尿：尿液中含有大量的脓细胞。尿液浑浊提示泌尿系统感染。

3）蛋白尿：尿液泡沫过多，持续出现蛋白尿，家长应及时带婴幼儿去医院就诊。蛋白尿常见于肾病综合征等肾脏器质性疾病。

4）乳糜尿：尿液呈乳白色，常见于丝虫病等。

二、培养规律排便的习惯

早期进行排便的训练，有助于婴幼儿养成规律的生活习惯。规律的生活习惯可以在大脑中建立起条件反射，从而提高机体的工作效率。规律排便能够帮助婴幼儿提高自我生活的能力，帮助其建立自信心，有利于个性的发展。规律排便还有助于婴幼儿社会行为规范的养成，为婴幼儿适应社会和集体生活奠定基础，促进其社会性行为的发展。

（一）婴幼儿排便前的表现

婴幼儿排尿前常发出一些信号，如打尿颤、玩耍时突然发呆、睡梦中突然扭动身体等。婴幼儿排便前常表现为面部潮红、两眼直视、发出“嗯”声、身体抽动等。照护者接收到婴幼儿发出的这些身体信号，应及时回应；若未及时回应，将会影响婴幼儿以后排便信号的发出，不利于规律排便的训练。

（二）婴幼儿规律排便习惯的培养

规律排便训练是一个漫长的排便反射建立的过程，应循序渐进，不可操之过急，以免造成婴幼儿紧张、焦躁不安或压抑。

1. 具有排便训练的基础

排便是一种受大脑皮层控制的反射活动。婴幼儿大脑发育尚不完善，对排便中枢的控制能力较弱，所以排尿次数多，并且容易发生夜晚遗尿现象。随着婴幼儿生理和心理发育逐渐成熟，排便也表现出一定的规律性，因此具备了训练基础。

2. 训练婴幼儿学习坐便盆

伴随着生长发育，婴幼儿排便也表现出一定的规律性。一般 18 ～ 24 月龄的幼儿，可以开始学习主动坐便盆；24 月龄以后的幼儿，可在照护者的指导下，学会主动坐便盆；36 月龄以上的幼儿会自己脱下裤子坐便盆大小便，并练习自己便后清洁。

3. 观察排便信号

照护者应观察婴幼儿排便的间隔时间及次数，掌握其规律性，识别婴幼儿排便的信号，及时给予回应；提供排便的环境，如把便盆放在固定的地方，使婴幼儿熟悉并随时可以使用。

4. 抓住排便训练的时机

照护者要帮助婴幼儿学会向成人表达自己有便意，定时训练大小便。入睡前，照护者要提醒婴幼儿排尿，以免尿床或影响睡眠。照护者要定时训练婴幼儿排大便，最好在早晨起床后、早餐前进行，开始时婴幼儿可能无法排便，但只要每日定时训练，促进排便反射的建立，可逐渐形成规律的排便习惯。

知识视界

排便训练

有意识的排便训练，主要是让婴幼儿形成排便的规律性。排便训练还能够预防便秘，帮助婴幼儿减轻便秘带来的痛苦，因为不按时排便也是婴幼儿便秘的原因之一。婴幼儿腹部及盆腔的肌肉正处在发育阶段，排便反射尚不成熟，有了便意常常不知道要去卫生间，因此需要进行训练。经过排便训练的婴幼儿较少发生便秘。

研究显示，部分经常便秘的婴幼儿没有经过排便训练，或是接受的排便训练不规范。这有力地说明了婴幼儿功能性便秘与未接受规范的排便训练有着密切的关系。

资料来源：潘建明，蒋晓明，任江维. 幼儿照护职业技能教材：中级 [M]. . 长沙：湖南科学技术出版社，2020.

三、便后清洁

（一）婴幼儿便后清洁的主要问题

1. 擦拭清洁不彻底

由于婴幼儿皮肤娇嫩、褶皱较多，如果擦拭、清洁不彻底，就容易导致残留粪便，滋生细菌，从而发生感染或皮肤问题。

2. 清洁手法不当

用力过猛或擦拭方向不正确，可能使婴幼儿皮肤擦伤。尤其是女宝宝，从后往前擦拭容易导致感染。

3. 婴幼儿便后不冲水

便后不冲水既会影响卫生环境，导致细菌滋生，并散发出臭味，也不利于婴幼儿良好卫生习惯的养成。

4. 婴幼儿便后不洗手

手是传播细菌的载体，细菌通过手接触眼、鼻、嘴。做好手部卫生可以切断病毒传播的枢纽。

（二）婴幼儿便后清洁的重要性

便后保持肛门的清洁不仅有利于婴幼儿的身体健康，防止细菌感染，预防肛周疾病的发生，也有利于培养婴幼儿的独立意识，保护婴幼儿的自尊。此外，便后自己擦拭肛门也有助于婴幼儿自主排便，养成不憋屎、不憋尿、不尿湿裤子的良好卫生习惯。

便后及时冲厕所有利于维护卫生环境，营造健康良好的生活环境，抑制细菌。此外，便后冲厕所能够培养婴幼儿的主动意识，帮助其养成良好的卫生习惯。

便后正确洗手是预防粪 - 口传播疾病的重要途径，同时也是培养婴幼儿良好卫生习惯的重要措施。

（三）正确指导婴幼儿便后清洁

1. 教婴幼儿折叠卫生纸

照护者先让婴幼儿练习折叠卫生纸，告诉婴幼儿必须让卫生纸足够厚，擦屁股时手指才不会被弄脏。照护者可以让婴幼儿先练习擦鼻子、擦桌子等，让其学习擦的动作。

2. 让婴幼儿形成干净的概念

照护者可以把“干净”这个概念放到故事中，用角色来引导婴幼儿注意自身卫生。

3. 进行模拟训练

照护者可以在玩具娃娃的屁股上黏一些米粒，让婴幼儿先折叠好卫生纸，然后试着去擦，遵循“从前到后，力量适度”的原则，擦一次折叠一次卫生纸，如果折叠 2 ～ 3 次后还擦不干净，就换新的卫生纸继续擦，直到干净为止。

4. 实战练习

照护者要指导婴幼儿擦屁股，在确定婴幼儿能自己完全做好之前，照护者可以和其约定，每次擦完之后，允许照护者检查一下，这时候照护者就可以趁机帮婴幼儿擦干净。同时，照护者要多赞扬婴幼儿，注意保护婴幼儿的自尊心。

5. 如厕后及时冲水

照护者要教导婴幼儿在每次使用厕所后，养成及时冲水的好习惯。这样做不仅能够保持厕所的清洁，避免异味，还能防止细菌滋生。

6. 便后正确洗手

便后洗手是保持个人卫生的重要环节。照护者应教育婴幼儿正确洗手，以去除手上的细菌，预防疾病的传播。

（四）婴幼儿便后清洁的实施

1. 任务准备

（1）环境准备：环境干净、整洁、安全，温湿度适宜。

（2）物品准备：签字笔、记录本、消毒剂、内裤、长裤、卫生纸。

（3）照护者准备：着装整洁，修剪指甲，清洁双手，态度温和。

（4）婴幼儿准备：有独立意识，有便后清洁的意愿，心理状态稳定。

便后清洁

2. 任务流程

（1）便后擦拭肛门。婴幼儿要先叠卫生纸，擦一下，叠一下，再擦一下，直到卫生纸太小不能用或擦干净为止。擦完之后，照护者进行检查。女宝宝擦洗或清洗臀部时，一定要按照由前往后的顺序，以防来自肛周的细菌污染会阴部，引发尿路感染。

（2）便后及时冲水。先盖好马桶盖，再放水冲；及时清洗马桶，防止细菌滋生。

（3）便后正确洗手。

3. 整理与记录

（1）照护者整理用物，洗手。

（2）照护者详细记录便后清洁时间、臀部清洁情况、手部清洁情况、改进情况、教师指导情况（见表 4－3）。

表 4－3　便后清洁记录单

姓名：	性别：　　　　　月龄：
便后清洁时间	
臀部清洁情况	
手部清洁情况	
改进情况	
教师指导情况	

（五）婴幼儿便后清洁注意事项

（1）女宝宝一定要由前往后擦，避免大便中的细菌污染会阴部；同时，清洁臀部时要注意清洁腹股沟。照护者为女宝宝清洗时轻轻扒开阴唇，用流水冲洗即可，不要用力擦。

（2）男宝宝擦的时候不要太马虎，以免把大便沾在阴囊上。照护者在给男宝宝清洁臀部时，要把阴囊的褶皱处及阴囊背面清洁干净。照护者用手把阴茎扶直，轻轻擦拭阴茎根部和里面容易藏污纳垢的地方，但不要用力撕扯。男宝宝有生理性包茎是正常现象，用力撕扯会使其受伤。

（3）刚学习擦屁股时最好用无刺激的湿纸巾，在确保擦干净的前提下，尽量不浪费纸。

（4）如果婴幼儿发现自己擦不好而寻求帮助，照护者不应斥责，应给予适当的帮助。

（六）婴幼儿便后清洁的回应性照料要点

（1）情境模拟。在便后清洁前，照护者可以运用玩具娃娃进行情境模拟、动作示范，激励婴幼儿主动学习便后清洁的正确方法，解决自己的便后自理问题，建立自信。

（2）指导有方。照护者要态度温和，指导详细，耐心细致，注意方法。

（3）积极回应。照护者要保持平和的心态，即便婴幼儿做错了，也不要指责，要反复指导，语气温柔。例如，婴幼儿没有将卫生纸叠好，照护者可以告诉婴幼儿这样擦起来不方便，可以试试叠好后擦。如果婴幼儿做得好，要及时表扬鼓励，让其感受到温暖，增强自信。

（4）记录情况。婴幼儿便后清洁后，照护者需要仔细观察其皮肤情况，并做好相关记录。

（5）重复操作。对于便后清洁完成不好的婴幼儿，照护者要将便后清洁流程再做一遍，以保证婴幼儿会阴部清洁。

幼有优育

身体隐私保护

2～3岁是幼儿探索自己身体的关键期，他们需要了解自己的身体和他人的身体有什么相同和不同之处。通过这个过程，他们会建立性别意识。照护者要让幼儿了解自己的隐私部位，并告知：每个人的身体都属于他自己，既不要让别人随意触碰你的身体，也不要随意触碰别人的身体。照护者要帮助幼儿逐步建构身体的界限，认识身体隐私、保护身体隐私并学习尊重他人的身体隐私。

任务三　婴幼儿如厕指导

一、婴幼儿如厕的影响因素

（一）排便功能受损

脊髓损伤、脊柱裂及骶神经、尾神经部分或全部受损均可致排便功能受损。

（二）膀胱控制

腰椎水平及腰以下水平的损伤会导致膀胱是松弛的，反射弧是不完整的，膀胱张力完全丧失；当损伤平面高于膀胱支配的水平时，反射弧是完整的，因此当膀胱充盈时就会被反射性地排空。

（三）大便状态

正常排出的大便是成形软便，不干不稀，排便时不感到困难，便后有轻松舒适的感觉，这表明胃肠功能良好。如果大便秘结坚硬，就会造成排便困难而延长如厕时间，肛门直肠血管内压力增高，血液回流障碍。

（四）情绪紧张

情绪紧张会引起膀胱突然收缩而排出尿液。

（五）恐惧心理

在大小便训练过程中遭受的精神创伤，会使婴幼儿对排便训练产生抵抗情绪，从而导致退步。比如，婴幼儿正坐在便盆上，突然一声巨响吓得他从便盆上狠狠摔下，当照护者再次把他放在便盆上时他就会害怕。又如，婴幼儿正坐在马桶上大便，突然有凉水冲了出来，会使婴幼儿对如厕产生恐惧心理。

二、婴幼儿如厕训练的时机

如厕训练开始的时间很重要，过早或过晚都会影响训练效果。如果婴幼儿有以下这些表现，就说明可以开始进行如厕训练了。

（一）独立意识

婴幼儿有了独立意识，说话总喜欢用“我”来开始。婴幼儿可以自己穿脱裤子，开始注重自己的形象。

（二）如厕习惯

婴幼儿已经有了比较稳定的如厕习惯，在想要大小便前会有些害羞；有时会模仿成人的如厕动作，还会好奇地询问“为什么”；会主动告诉照护者自己想不想上厕所；在尿布、纸尿裤湿了的时候，婴幼儿会很不自在，想要把它拿出去。

（三）生理条件

婴幼儿可以保持尿布、纸尿裤长时间干爽，这说明其膀胱控制能力正在提高；知道大小便的不同，形成排便去厕所的概念。

（四）学会表达

婴幼儿能听懂父母的话，了解一些简单如厕用语，如知道“粑粑”“尿”等的意思；很乐意按照照护者的要求行动。

三、正确指导婴幼儿如厕

（一）评估婴幼儿的准备程度

大多数幼儿在 2 岁左右就可以开始接受如厕训练了，但也有些幼儿可能要到 4 岁才能准备好。照护者要正确观察婴幼儿的信号，如婴幼儿开始模仿别人上厕所的习惯。

（二）购买适宜的便盆

照护者要购买适合婴幼儿使用的便盆，或给普通马桶加专门的儿童马桶圈，确保婴幼儿能坐稳。

（三）制定常规

照护者要每天一次让婴幼儿坐在便盆上，可以是早餐后、洗澡前或任何可能会排大便的时间。照护者要让婴幼儿习惯用便盆，把它当作自己日常生活的一部分。如果婴幼儿不愿意坐在便盆上，照护者一定不要强迫，可以几周后再试。

（四）摆脱尿布

照护者要让婴幼儿不穿尿布、纸尿裤坐在便盆上，尽量让婴幼儿表达出如厕意愿。

（五）解释过程

照护者要向婴幼儿展示怎么处理大便。婴幼儿换尿布、纸尿裤时，把其带到便盆处，让其坐下，然后给其解尿布、纸尿裤，清洗尿布或将纸尿裤扔进垃圾桶，这有助于婴幼儿把“坐下”和“方便”联系起来。如果婴幼儿是用便盆如厕，照护者把便盆里的东西倒进大马桶后，可以尝试让婴幼儿来冲水；教导婴幼儿“方便”后，自己穿裤子和洗手。

（六）训练独立性

照护者可以尝试让婴幼儿在某些时候不穿尿布、纸尿裤，告诉婴幼儿有需要的话就使用便盆，并且提醒他便盆就在旁边。

（七）尝试成长裤

照护者要鼓励婴幼儿用成长裤，之后逐渐过渡到穿真正的内裤。当婴幼儿因穿真正的内裤而受到激励时，有利于如厕训练。

（八）合理对待退步现象

照护者在婴幼儿进行如厕训练出现状况时，不要生气或惩罚婴幼儿。照护者要平静地收拾干净，鼓励婴幼儿下次继续尝试。

（九）开始夜晚训练

照护者不要让婴幼儿上床睡觉前吃太多流质食物，告诉婴幼儿半夜醒来可以叫照护者带他用便盆，从而减少夜里尿床的次数。此外，便盆应放在婴幼儿床旁，便于婴幼儿随时使用。

四、如厕指导

（一）婴幼儿如厕指导的实施

1. 任务准备

如厕指导

（1）环境准备：环境干净、整洁、安全，温湿度适宜。

（2）物品准备：签字笔、记录本、消毒剂、内裤、长裤。

（3）照护者准备：着装整洁，清洁双手，态度温和。

（4）婴幼儿准备：有独立意识，具有一定的如厕习惯，有如厕意愿，心理状态稳定。

2. 任务流程

（1）如厕训练前的准备。

1）让婴幼儿知道什么是如厕训练。照护者提前告诉婴幼儿需要做什么事，让婴幼儿愿意主动配合如厕训练。

2）训练前激发婴幼儿的学习热情。照护者可以有意识地引导婴幼儿对如厕产生好奇心，这样婴幼儿自然会很乐于去学习如厕技能。

（2）如厕训练。

1）发出“排便信号”。照护者先教婴幼儿学会自己发出排便信号，告诉照护者自己要上厕所了。排便信号既可以是身体的，如两腿夹紧；也可以是口头的“嘘嘘”“便便”。

2）脱裤子。照护者带婴幼儿到坐便器旁，让婴幼儿学会自己把裤子脱到脚部的位置。如果婴幼儿做得好，照护者及时表扬和鼓励，等其掌握脱带松紧带的裤子以后，可以练习脱复杂一些的裤子（见图 4－1）。如果是男宝宝小便，就需要将裤子脱至大腿中部，分开两腿，小便时注意不淋湿衣物。

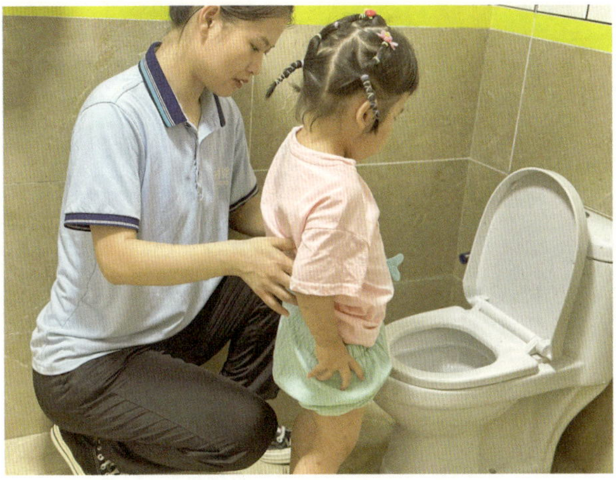

图 4－1　脱裤子

3）学坐坐便器。照护者带婴幼儿到坐便器旁，让其逐步熟悉，经常带其去坐一坐，让其有使用坐便器的意识（见图 4－2）。

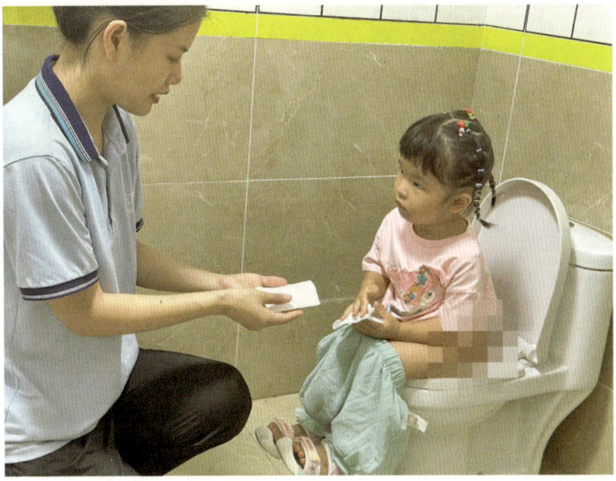

图 4－2　学坐坐便器

4）排便。照护者让婴幼儿保持一个特定的姿势，然后用“嘘嘘”声诱导排小便，用“嗯嗯”声促使排大便。婴幼儿用便盆大小便时，不要玩玩具、吃东西，避免因长时间坐在便盆上而形成习惯性便秘。

5）清洁肛门。开始时照护者可以为婴幼儿代劳，让其翘起屁股，帮助其清洁肛门，后面慢慢让其学会自己清洁肛门；让婴幼儿把内裤和外裤拉上，可以帮助整理一下；教婴幼儿在排完便后，盖好马桶盖，再放水冲，养成良好的卫生习惯（见图 4－3）。

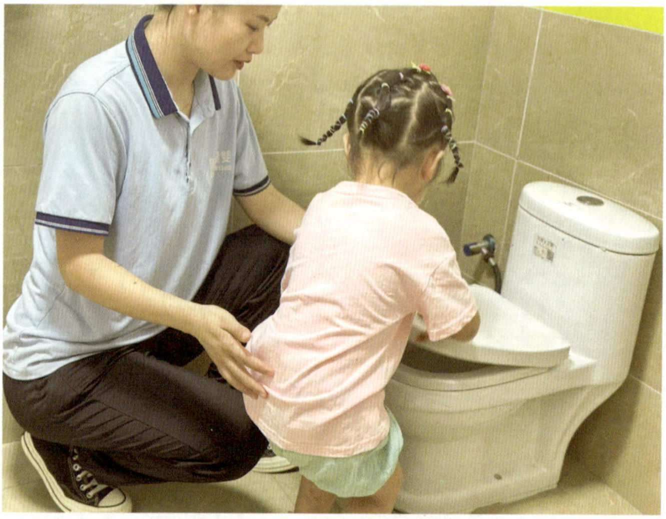

图 4－3　冲水

6）洗手。照护者把婴幼儿带到水池边，让婴幼儿打开水龙头，自己洗手（见图 4－4），然后用毛巾把手擦干，养成便后洗手的卫生习惯。

在婴幼儿能够自己顺利完成排便过程或有进步时，照护者都应给予表扬。

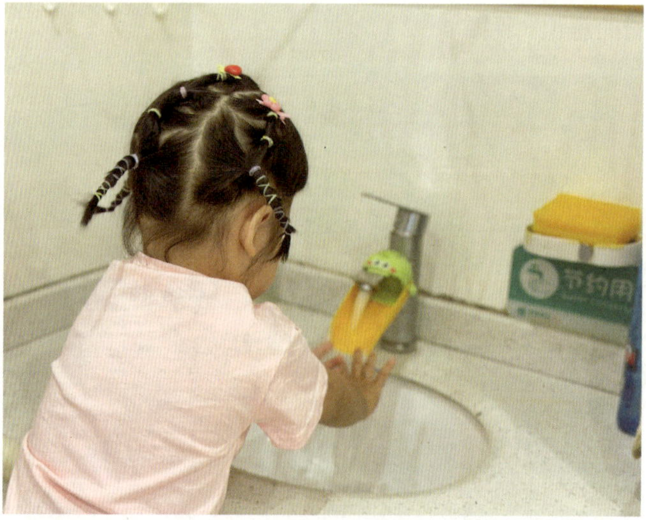

图 4－4　洗手

3. 整理与记录

（1）照护者整理用物，洗手。

（2）照护者详细记录如厕时间、如厕情况、指导内容、婴幼儿表现、改进情况（见表 4－4）。

表 4－4　如厕指导记录表

姓名：	性别：　　　　月龄：
入厕时间	
入厕情况	
指导内容	
婴幼儿表现	
改进情况	

（二）如厕指导注意事项

（1）开始训练的时间不宜过早，照护者依照婴幼儿实际发育情况安排训练。

（2）照护者在训练过程中要耐心、温柔，不指责、多鼓励。

（3）照护者在训练过程中注意保护婴幼儿的自尊心和隐私。

（三）如厕指导的回应性照料要点

（1）营造宽松环境，满足婴幼儿如厕需求。照护者应采用接纳、平和的态度对待婴幼儿的如厕行为，营造宽松、安全、和谐的如厕氛围，及时满足婴幼儿的如厕需要。

（2）提前做好如厕准备。照护者应事先提供数量充足、大小适宜的手纸。

（3）环境整洁。保持厕所地面干燥、空气清新，保持便池洁净、无异味。

（4）个别指导。照护者指导能力弱的婴幼儿独立完成便后擦屁股、整理衣物、冲厕所等工作，做好便后自理。

（5）培养良好卫生习惯。照护者要注意培养婴幼儿良好的卫生习惯。

幼有优育

婴幼儿不敢在托育园排便的解决策略

少数婴幼儿不敢在托育园排便，原因可能与园所的时间管理、照护者的态度、陌生的如厕环境等相关。为了帮助婴幼儿解决这个问题，首先，照护者应该在园所里营造一个温馨、宽松的环境，让婴幼儿感受到家的温暖。厕所空间分隔要做好，保证婴幼儿的隐私和自由。其次，照护者应该在婴幼儿如厕时给予更多的关注和陪伴，让他们感受到照护者的关爱和支持。最后，照护者应该教给婴幼儿一些基本的如厕技巧和方法，让他们在托育园里能够更好地照顾自己。此外，家长也需要在婴幼儿入园前做好充分的准备工作。家长可以通过与婴幼儿沟通，帮助他们对如厕形成正确的认知和态度。

项目小结

本项目聚焦于婴幼儿如厕中的回应性照料，提供了系统的如厕照护指导策略。本项目围绕婴幼儿如厕的知识、能力和素养三大目标展开，旨在引导学生体会如厕照料指导的专业性，培养关爱婴幼儿的态度，重视良好卫生习惯的养成，并树立敬业奉献的职业精神。在婴幼儿尿布、纸尿裤的更换部分，本项目详细阐述了尿布、纸尿裤的选择和更换方法；在婴幼儿“二便”照护部分，本项目深入分析了婴幼儿大小便异常的表现及便后清洁的方法；在幼儿如厕指导部分，本项目重点讲解了如厕训练的时机和如厕指导方法等。本项目始终贯穿回应性照料的理念，倡导照护者在如厕过程中细致观察婴幼儿的表现，并给予积极回应；通过情感支持和个性化引导，帮助婴幼儿建立规律的大小便习惯，掌握正确的便后清洁方法，从而提升自理能力；强调在操作过程中关心爱护婴幼儿。总之，本项目为婴幼儿如厕照料提供了规范、可行的指导方案，旨在提升照护者的专业素养并为婴幼儿的健康成长和良好卫生习惯的养成奠定坚实基础。

同步练习

一、单选题

1.（　　）是婴幼儿排尿前常发出的一些信号。

A. 打尿颤　　B. 突然发呆

C. 睡梦中扭动身体　　D. 以上都是

2. 婴幼儿如厕的影响因素有（　　）。

A. 神经发育和心理作用　　B. 膀胱括约肌的发育

C. 肠蠕动　　D. 以上都是

3. 以下指导婴幼儿如厕的方法中错误的是（　　）。

A. 定时　　B. 定点

C. 批评或惩罚　　D. 正向强化

二、判断题

1. 照护者应每天晚上都用热水给婴幼儿洗屁股。（　　）

2. 婴幼儿会自己穿脱裤子是可以进行如厕训练的信号之一。（　　）

3. 照护者为婴幼儿选择纸尿裤，应首先查看纸尿裤上是否有执行卫生标准号、纸尿裤的大小型号和纸尿裤的生产日期。（　　）

三、简答题

1. 照护者应如何训练婴幼儿规律排便？

2. 为婴幼儿更换纸尿裤时，照护者应如何与婴幼儿进行有效沟通？

3. 照护者如何识别婴幼儿大小便的异常表现？

四、思考题

在婴幼儿如厕照料实践中，照护者如何引导婴幼儿如厕？请结合实际案例进行分析。

项目五 婴幼儿睡眠中的回应性照料

学习目标

知识目标

1. 了解婴幼儿睡眠发展的基本特点；
2. 理解婴幼儿睡眠照料的意义；
3. 掌握营造良好睡眠环境和建立良好睡眠习惯的基础知识。

能力目标

1. 能够进行科学的婴幼儿睡眠照料；
2. 能够识别和处理常见的婴幼儿睡眠问题；
3. 能够营造安全、舒适的睡眠环境，建立并实施有效的睡眠仪式。

素养目标

具备高度的责任感和安全意识，具有爱心、耐心，细心观察和应对婴幼儿的睡眠需求，能够为婴幼儿提供科学、规范的睡眠照料。

案例导入

难以入睡的小星

新学期，苹果班来了一位20月龄的小朋友，名叫小星。李老师发现小星在午睡时间总是难以入睡，经常在床上翻来覆去，甚至哭闹不止。即使入睡，小星也很容易在半小时内醒来，显得烦躁不安，难以再次入睡。由于午睡质量不佳，小星下午的情绪较为低落，注意力不集中，常常显得疲惫。李老师还注意到，小星在托育机构的午睡时间和在家中的午睡时间不一致。

问题：你如何看待小星的睡眠问题？如果你是小星的老师，你如何纠正小星的睡眠问题行为？

任务一　婴幼儿睡眠环境创设

一、婴幼儿睡眠发展的基本特点和睡眠信号

（一）婴幼儿睡眠发展的基本特点

1. 婴儿期（0 ～ 12 个月）

新生儿（0 ～ 28 天）的睡眠模式与成人不同，他们大部分时间都在睡眠中度过，每天需要 16 ～ 18 小时的睡眠时间。新生儿的睡眠周期短，通常每 2 ～ 4 个小时醒来一次。新生儿的睡眠没有明显的白天和夜晚的区别，需要逐渐建立昼夜节律。

随着年龄的增长，婴儿的睡眠时间逐渐减少，每天需要 14 ～ 16 小时的睡眠时间。婴儿白天的睡眠通常分为两次小睡，随着婴儿的成长，小睡次数可能会减少。

2. 幼儿期（13 ～ 36 个月）

幼儿的睡眠需求进一步减少，每天需要 12 ～ 14 小时的睡眠时间。夜晚睡眠时间通常可以达到 10 ～ 12 小时，白天可能只需要一次小睡。幼儿期开始形成固定的睡眠习惯和睡前仪式。

（二）婴幼儿睡眠信号

婴幼儿在需要睡眠时会发出一些信号，照护者可以通过观察这些信号来判断婴幼儿是否需要休息。以下是一些常见的婴幼儿睡眠信号。

1. 活动减少，行动放缓

婴幼儿在困倦时，他们的活动量会显著减少，这通常表现为不再像之前那样频繁地挥动手臂或踢腿。这种变化是因为他们体内的能量水平下降，身体需要休息。照护者可以观察婴幼儿在玩耍时是否突然变得不那么积极，比如不再追逐玩具或对游戏失去兴趣。此外，如果婴幼儿之前喜欢在地板上爬行或走动，而现在却选择坐下或躺下，这也是需要休息的明显迹象。照护者应该留意这些行为变化，并适时为婴幼儿提供一个安静舒适的环境，帮助他们顺利进入睡眠状态。

2. 吮吸动作变慢

对于正在吮吸奶瓶或母乳的婴幼儿来说，吮吸动作的减缓可能是他们即将入睡的前兆。正常情况下，婴幼儿在吮吸时会表现出积极的行为和节奏感，但当他们感到疲倦时，这种节奏会逐渐放慢，力度也会减弱。这可能是因为他们的肌肉开始放松，对吮吸的需求减少。照护者可以注意婴幼儿吮吸节奏的变化，如果发现他们吮吸的速度变慢，或者在吮吸间隙开始打哈欠，这通常意味着婴幼儿需要休息，此时提供一个安静的环境、减少外界刺激，可以帮助婴幼儿更快地进入梦乡。

3. 变得更加安静和平静

当婴幼儿从活跃状态转为安静和平静时，这通常意味着他们的能量正在减少，身体发出需要休息的信号。这种转变可能是突然的，比如婴幼儿在玩耍后突然停止活动，静静地坐着或躺着，不再发出声音或做出大幅度的动作。照护者可以通过观察婴幼儿的行为和情绪变化来判断他们是否感到疲倦。如果婴幼儿之前很兴奋或活跃，而现在却显得异常安静，这可能是他们需要休息的信号。在这种情况下，照护者应该提供一个温馨和安静的环境，帮助婴幼儿放松身心，准备进入睡眠状态。

4. 话语变少

对于 1 岁以上的幼儿来说，话语的减少可能是他们感到疲倦并需要休息的信号。在精力充沛时，婴幼儿通常会通过说话来表达自己的需求和情感。然而，当他们感到疲倦时，这种表达会减少，他们可能会变得更加沉默或只是简单地发出一些声音。照护者可以通过观察婴幼儿的语言活动来识别他们的疲倦状态。如果婴幼儿之前话很多，而现在却突然变得沉默寡言，他们就可能需要休息了。在这种情况下，照护者应该提供一个安静的环境，鼓励婴幼儿放松，并帮助他们顺利进入睡眠状态。

5. 注意力不集中

婴幼儿的注意力不集中，眼皮耷拉或打哈欠，是他们困倦的明显迹象。当婴幼儿感到疲倦时，眼睛的聚焦能力会下降，他们可能会开始四处张望，而不是专注于某个特定的物体或人。此外，打哈欠是一种自然的生理反应，表明身体需要休息。照护者应该注意婴幼儿的眼神变化和打哈欠的频率，这些都是他们需要休息的信号。在这种情况下，照护者应该减少视觉刺激，比如调暗灯光、避免使用电子屏幕，并为婴幼儿提供一个安静和舒适的睡眠环境。

6. 烦躁、哭闹、揉眼睛、拉耳朵

婴幼儿出现烦躁、哭闹、揉眼睛、拉耳朵等表现时可能是疲倦、需要休息的信号。这些行为可能是因为婴幼儿无法表达自己的疲倦，或者是因为不适导致的。照护者应该注意婴幼儿的情绪变化和身体语言，如果他们突然变得烦躁不安，就可能需要休息了。在这种情况下，照护者应该尽快安抚婴幼儿的情绪，提供一个安静和舒适的环境，帮助他们放松并进入睡眠状态。

二、睡眠环境的创设

（一）婴幼儿睡眠环境创设的意义

1. 适宜的睡眠环境能够支持婴幼儿生长发育

婴幼儿在睡眠中分泌的生长激素对于他们的生长发育至关重要。生长激素不仅能促进骨骼和肌肉的生长，还有助于细胞的修复和再生。一个安静、温度适宜的睡眠环境能够使婴幼儿更快地进入深度睡眠，可以促进生长激素分泌。此外，适宜的环境还能减少夜晚醒来的次数，延长连续睡眠的时间，从而为婴幼儿提供更多的生长激素分泌机会。

照护者应该为婴幼儿创造一个温度适中、光线柔和、噪声低的环境，可以使用遮光窗帘减少外界光线干扰，保持适宜的温湿度，以确保婴幼儿能够获得高质量的睡眠。良好的睡眠不仅有助于身体的生长，还能增强婴幼儿的免疫力，促进大脑发育，为婴幼儿的健康成长打下坚实的基础。

2. 适宜的睡眠环境能够提升婴幼儿睡眠质量

婴幼儿的睡眠质量直接影响他们的情绪、注意力和学习能力。一个适宜的睡眠环境可以减少外界干扰，帮助婴幼儿更快地进入睡眠状态，并保持较长时间的连续睡眠。例如，适宜的温度可以避免婴幼儿因过热或过冷而醒来；适宜的湿度可以减少呼吸道不适、减少夜晚咳嗽或鼻塞的发生；减少噪声和光线干扰，使用隔音窗帘和遮光窗帘，可以为婴幼儿创造一个安静和光线柔和的睡眠环境。照护者还可以使用白噪声或风扇来掩盖外界的噪声，使用光线柔和的夜灯来为夜晚起床时提供照明。这些措施可以显著提高婴幼儿的睡眠质量，帮助他们在夜晚获得充分休息，为第二天的活动和学习提供充足的能量。

3. 安全的睡眠环境为婴幼儿提供安全保障

婴幼儿的安全是家长最为关心的问题之一。一个安全的睡眠环境可以预防意外伤害的发生，确保婴幼儿在睡眠中的安全。使用符合安全标准的床垫和床栏、确保床栏间隙适中，可以防止婴幼儿的头部或身体被卡住。此外，婴儿床上不要放置过多的枕头、毯子或玩具，以降低窒息和缠绕的风险。照护者还应该注意定期检查床上用品和玩具的安全，确保没有松动的小部件或易被吞咽的物品。在婴幼儿入睡前，照护者应该检查床栏是否牢固，床上有没有松散的绳索或带子，以避免勒伤或窒息。

4. 稳定的睡眠环境能够帮助婴幼儿建立安全感

稳定的睡眠环境对于婴幼儿的心理发展至关重要，特别是在建立安全感和信任感方面。一个稳定的睡眠环境意味着婴幼儿每天在相同的时间、相同的地点、以相同的方式入睡和醒来。这种一致性可以帮助婴幼儿形成稳定的生物钟，减少因环境变化带来的焦虑和不安。例如，照护者可以为婴幼儿设定固定的睡前仪式，如洗澡、讲故事、亲吻和拥抱，这些仪式可以成为婴幼儿入睡前的信号，帮助他们平静下来，准备进入睡眠状态。此外，照护者应该尽量保持睡眠环境的一致性，避免频繁更换床铺或房间，以减少婴幼儿的适应压力。婴幼儿建立稳定的睡眠习惯、增强安全感和信任感，可以促进心理健康和社会适应能力的发展。

（二）婴幼儿睡眠环境创设的要求

1. 睡眠环境的安全性

（1）婴儿床应放置在照护者视线范围内，方便监护。

（2）婴儿床或摇篮应符合安全标准，床栏间隙适中，避免婴幼儿头部或身体被卡住。

（3）床上不应放置过多的枕头、毯子、玩具或其他松软物品，以减少窒息风险。

（4）房间内没有悬挂的绳索，避免勒伤或缠绕。

（5）照护者可以使用婴幼儿监视器等设备，以便在夜晚或白天监护婴幼儿的安全。

（6）照护者要学会识别婴幼儿的睡眠信号，并在适当的时候给予响应，帮助他们建立良好的睡眠习惯。

2. 睡眠环境的舒适度

（1）适宜的温度。室内温度保持在适宜范围内，可以确保婴幼儿既不会过热也不会过冷，可以使用适宜的睡袋或薄毯。

（2）适宜的光线和声音环境。夜晚使用昏暗的灯光或小夜灯，有助于褪黑素的分泌，也可以帮助婴幼儿区分白天和夜晚。白天应让自然光进入房间，帮助婴幼儿建立正常的昼夜节律。保持环境安静，但不必完全无声，因为轻微的背景噪声有助于掩盖突然的响声，让婴幼儿更容易入睡。

（3）良好的空气质量。照护者要确保室内空气流通，避免烟雾、尘埃和其他污染物，以维护良好的空气质量。室内要定期通风换气，可以使用空气净化器以进一步提高空气质量。

3. 睡眠用具的选择和要求

选择和使用合适的婴幼儿睡眠用具，可以大大提高婴幼儿的睡眠质量，确保安全和健康。

（1）婴儿床。床板应坚固、平整；栏杆间距应适中，防止头部被卡住；床体应无尖锐棱角和小零件，避免意外伤害和误吞。照护者定期检查床体和床栏的牢固程度。

幼有优育

婴儿床

婴儿床是为还不能自行坐起或者通过手和膝盖拉起或推起自己（如爬起或跪起）的婴儿提供睡眠区域的家具。常见的婴儿床类型有如下几种：

（1）摇床：为不通过绳带或类似结构实现床铺面悬空，铺面能摇动、摆动或上下运动的婴儿床。

（2）悬挂床：为通过一个或多个固定点，利用绳带或类似结构实现床铺面悬空的婴儿床。

（3）床边床：为一侧的护栏设计为能放下，并与成人床相拼接的婴儿床。

（2）床垫。床垫应有适当的硬度，不宜过软，以免影响婴幼儿脊椎发育；定期清洁和晾晒，防止细菌和螨虫滋生；大小应与婴儿床相匹配，与床边的间隙不应超过两指，以防婴幼儿被卡住；材料应透气、环保，避免使用含有有害化学物质的材料。

（3）床围和床栏。床围和床栏应选择透气性好的材料，避免婴幼儿窒息；高度和长度适中，确保婴幼儿不会翻滚掉床；材料应坚固、安全，并定期检查，防止松动和缠绕。

（4）枕头和被褥。婴幼儿头部和颈部较为娇嫩，建议1岁前不使用枕头，以防影响脊椎发育。1岁后的幼儿应选用厚度适中、柔软透气的枕头。枕套和被褥应采用柔软、透气、无刺激的棉质材料，避免过敏，尺寸适中，避免过大或过小。照护者根据季节为婴幼儿选择合适厚度的被褥，避免过热或受凉；确保被褥上无小零件，如纽扣等，避免婴幼儿误吞；定期清洗，保持卫生。

幼有优育

婴幼儿窒息预防

窒息是指呼吸道内部或外部障碍引起血液缺氧的状态。常见的婴幼儿窒息原因包括被床上用品、成人身体、塑料袋等罩住口鼻；吸入和咽下食物、小件物品、呕吐出的胃内容物等阻塞气道；绳带等绕颈造成气道狭窄；长时间停留在密闭空间导致缺氧等。

1. 安全管理

制定和落实预防婴幼儿窒息的管理细则，主要内容包括：婴幼儿生活环境和娱乐运动设备导致窒息风险的定期排查和清除；婴幼儿睡眠、喂养照护与管理；婴幼儿服饰、玩具安全管理；工作人员预防婴幼儿窒息的安全教育和技能培训。

2. 改善环境

（1）将绳带、塑料袋、小块食物、小件物品等可造成婴幼儿绕颈或窒息的物品放在婴幼儿不能接触的位置。

（2）使用玩具、儿童用品等前后，检查有无零件、装饰物、扣子等破损、脱落或丢失。

（3）排除护栏、家具、娱乐运动设备中可能卡住婴幼儿头颈部的安全隐患。

（4）在橱柜、工具房等密闭空间设置防护设施，防止婴幼儿进入。

3. 加强照护

（1）婴幼儿睡眠时，检查其口鼻是否被床上用品、衣物等覆盖，并及时清除。

（2）不喂食易引起窒息的食物；婴幼儿进食时保持安静，避免跑跳、打闹等行为。

（3）婴幼儿在娱乐运动设备上玩耍时，加强看护，避免拉绳、网格等造成窒息。

资料来源：国家卫生健康委办公厅关于印发托育机构婴幼儿伤害预防指南（试行）的通知［EB/OL］. 中华人民共和国国家卫生健康委员会人口监测与家庭发展司官网，2021-01-12.

任务二　婴幼儿睡眠照料

一、睡眠照料的意义

婴幼儿的睡眠照料具有重要意义，不仅关系身体健康和生长发育，还直接影响情感、认知和行为表现等。

（一）促进身体健康和生长发育

婴幼儿时期是身体快速生长的阶段，充足的睡眠能促进生长激素的分泌，从而支持身体的正常发育。确保婴幼儿有足够的睡眠时间可以帮助他们维持正常的体重，增强免疫系统，减少生病的机会，从而促进整体健康。

（二）支持认知和学习能力发展

睡眠对于婴幼儿的大脑发育和认知功能发展至关重要。良好的睡眠照料能够提升婴幼儿的睡眠质量，使其更好地处理和巩固白天获得的信息，提升语言发展能力、记忆力和问题解决能力。充足的睡眠让婴幼儿在白天更加清醒和专注，能够更积极地参与各项活动和学习。

（三）支持情绪和行为调节

睡眠对情绪和行为的调节也非常重要。婴幼儿有规律和充足的睡眠可以减少他们的焦虑和烦躁情绪，提升情绪稳定性。睡眠不足的婴幼儿更容易出现情绪波动、易怒和行为问题，这不仅影响他们的日常生活，也可能给照护者和其他婴幼儿带来挑战。

（四）培养良好的睡眠习惯

在照护者的指导下，婴幼儿可以逐渐建立规律的睡眠时间和良好的睡眠状态。这种早期养成的习惯对他们今后的生活具有持久的积极影响，有助于他们在托育机构、家庭中继续保持健康的睡眠模式。

（五）提升托育服务质量和家长满意度

高质量的睡眠照料不仅能够提升婴幼儿的整体健康和幸福感，还能够提高家长对托育机构的信任和满意度。家长希望婴幼儿在托育机构中得到全面的照顾，良好的睡眠安排是其中的重要一环。托育机构如果能够保障婴幼儿的睡眠质量，将会赢得家长的认可和支持。

（六）减少事故和提高安全性

睡眠不足的婴幼儿更容易疲劳和分心，这会提高发生意外事故的风险。照护者要确保婴幼儿有充足的睡眠，以减少疲劳，避免不安全行为的发生，保障他们的安全。

二、睡眠照料的内容

（一）睡姿

1. 仰卧

定义：婴幼儿仰面朝上，背部平躺在床垫上（见图 5－1）。

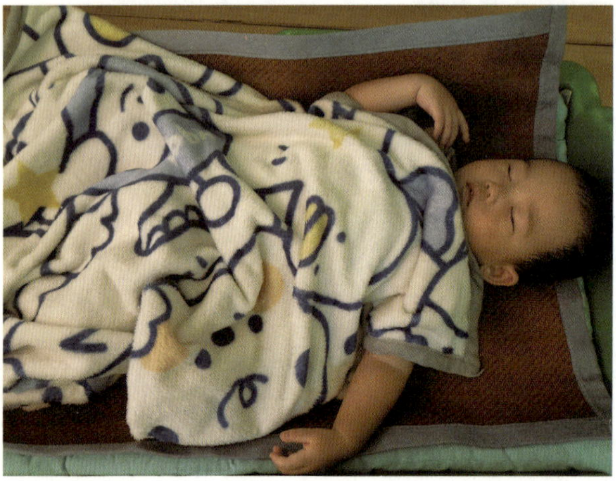

图 5－1　婴幼儿仰卧睡姿

（1）优点。

降低患病风险：大量研究表明，仰卧可显著降低患婴儿猝死综合征的风险。

降低窒息风险：仰卧有助于保持呼吸道的开放，使婴幼儿面部远离床垫或其他可能导致他们窒息的物品，可以降低被软垫、枕头等覆盖面部的风险，减少呼吸困难和窒息的可能。

便于观察：仰卧使照护者能够更容易观察到婴幼儿的面部表情和呼吸情况，及时发现异常。

（2）缺点。

头部变形：长期仰卧可能导致头部后方平坦，但这通常可以通过定期改变头部方向或增加俯卧时间来预防。

反流风险：某些婴幼儿在仰卧时可能会有反流现象，但一般情况下，这种反流不会导致窒息，因为婴幼儿的保护性反射会使其头部转向一侧。

2. 俯卧

定义：婴幼儿俯面朝下，腹部贴在床垫上（见图 5－2）。

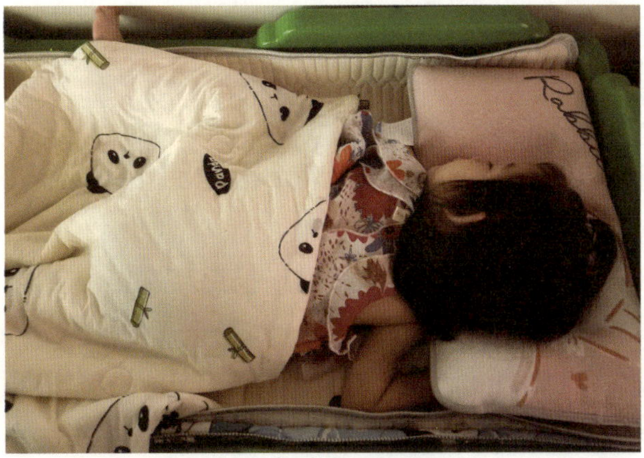

图 5－2　婴幼儿俯卧睡姿

（1）优点。

减少反流：俯卧可能有助于减少反流。

促进发育：适度的俯卧时间（在清醒和有人监护的情况下）可以促进婴幼儿的上半身肌肉发育，有助于头部控制和运动技能的发展。

（2）缺点。

增加患病风险：俯卧被认为是增加患婴儿猝死综合征风险的因素之一。婴幼儿面部可能会埋入床垫或其他柔软物品中，导致呼吸困难或窒息。

再呼吸风险：婴幼儿在俯卧时可能会反复吸入自己呼出的二氧化碳，会提高缺氧和患高二氧化碳血症的风险。

难以监测：俯卧使照护者难以观察到婴幼儿的面部和呼吸情况，会增加忽略潜在危险的可能。

3. 侧卧

定义：婴幼儿侧身躺下，一侧身体贴在床垫上（见图 5－3）。

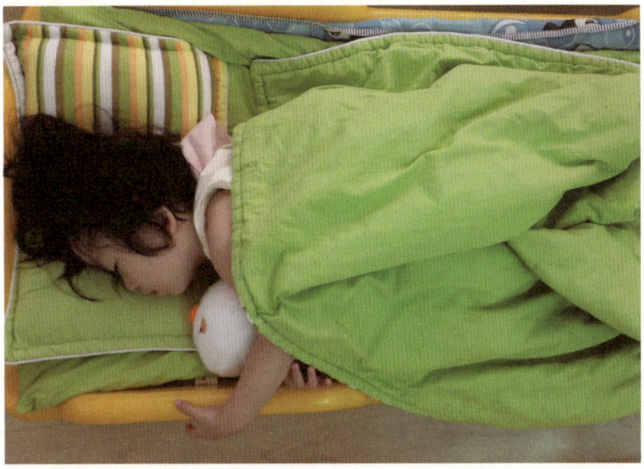

图 5－3　婴幼儿侧卧睡姿

（1）优点。

减少反流：侧卧类似于俯卧，有助于减少反流。

（2）缺点。

不稳定性：侧卧不稳定，婴幼儿容易从侧卧转变为俯卧，会提高患婴儿猝死综合征的风险。

窒息风险：如果婴幼儿的面部被床垫或床上用品遮挡，侧卧可能会提高窒息的风险。

头部变形：虽然侧卧降低了仰卧导致的头部变形风险，但如果长期维持单侧卧位，可能会导致头部形状不对称。

综合考虑，为了确保婴幼儿的安全和健康，仰卧是较优的睡姿。在清醒和有人监护的情况下，适度的俯卧时间可以促进婴幼儿的肌肉发育，但应避免在长时间睡眠时俯卧。为防止头部变形，照护者可以在婴幼儿清醒时定期为他们变换头部方向。

（二）睡眠中的监护

婴幼儿睡眠中的监护是保障他们安全与健康的核心任务。仔细观察和及时处理常见异常、营造安全的睡眠环境、照护者具备专业知识和技能等，可以为婴幼儿营造一个安全、健康的睡眠环境。这不仅有助于婴幼儿的身体健康和生长发育，也能够让家长安心地将婴幼儿交给托育机构照料。

1. 睡眠中的常见异常

（1）呼吸异常。

呼吸暂停：短暂的呼吸停止是在早产儿和新生儿中常见的问题。照护者应注意观察婴幼儿的呼吸规律，发现呼吸停止超过 20 秒或伴有发绀（皮肤或唇色变蓝）时应立即处理并及时送医。

呼吸急促或困难：如照护者发现婴幼儿呼吸急促、胸部凹陷、鼻翼扇动或听到喘息声，应警惕可能出现的呼吸道感染或哮喘发作。

（2）体温异常。

发烧：照护者可以通过触摸婴幼儿的额头或使用体温计监测体温。如果婴幼儿发烧，照护者需进一步查明原因，如感染或疫苗反应。

体温过低：婴幼儿体温低于 36.5℃需要采取保暖措施，照护者要查明原因。

（3）异常哭闹。

持续哭闹：如果婴幼儿在睡眠中或醒来后持续哭闹，可能是因为不适、疼痛、饥饿或患病。照护者应查明婴幼儿哭闹原因。

异常安静：如果婴幼儿比平时安静，特别是伴随食欲不振或精神不佳，应警惕可能出现的疾病或不适。

（4）皮肤颜色变化。

发绀：皮肤或唇色变蓝可能表示低氧血症，照护者需立即处理并及时送医。

黄疸：皮肤或眼白发黄可能是新生儿黄疸的表现，应及时检查和处理。

2. 睡眠环境的安全隐患

（1）窒息风险。

柔软物品：床上避免有毛绒玩具、松散的毯子等，以防婴幼儿面部被遮盖导致窒息。

不当睡姿：不当睡姿会提高患婴儿猝死综合征的风险。

小物件：床附近不要放小物件，以防婴幼儿吞咽或吸入。

（2）绊倒或坠落风险。

床栏：床栏要足够高，以防婴儿翻越坠落。

稳固性：家具稳固，避免倾倒。

3. 有效的监护方法

（1）定期检查。

频繁巡视：照护者应定期检查婴幼儿的睡眠情况，白天通常每 15 ～ 20 分钟巡视一次，以确保婴幼儿在睡眠过程中安全、舒适。

观察呼吸和姿势：照护者注意观察婴幼儿的呼吸情况，确保没有呼吸困难或异常的迹象，同时确保他们的睡姿正确，避免脸部被遮盖。

（2）使用监控设备。

视频监控：照护者可以安装视频监控设备，实时观察婴幼儿的睡眠情况，这有助于迅速识别和响应任何潜在问题。

呼吸监测仪：在必要时，照护者可以使用呼吸监测仪来监测婴幼儿的呼吸频率和心率，提供额外的安全保障。

（3）响应和记录。

及时响应：当婴幼儿在睡眠中醒来或出现不适时，照护者应迅速响应，给予必要的安抚和照顾。

记录和反馈：照护者记录婴幼儿的睡眠状况，包括入睡时间、睡眠时长和醒来次数，并与家长沟通反馈，以便进行适当的调整和改进。

知识视界

婴儿猝死综合征

婴儿猝死综合征（SIDS）是指 1 岁以下婴儿猝死，多发生于婴儿睡眠中，经过全面案例调查后仍无法解释死因。SIDS 是新生儿期后 1 岁以内婴儿的主要死因。

SIDS 的发生和睡眠关系密切，采用正确、有效的方法促进婴儿睡眠安全，是预防 SIDS 的重要措施。

照护者与婴儿同床睡眠、婴儿床上摆放柔软松散物品、使用床栏防撞垫、衣物盖被过多等行为，是常见的行为误区。

资料来源：邢唯杰，周菲菲，王靖，等. 预防婴儿猝死综合征的安全睡眠环境证据总结［J］. 中国护理管理，2020，20（12）：1831-1837.

三、睡眠习惯的培养

（一）进行良好的睡眠准备

（1）环境准备：睡眠环境温馨、安全，光线适宜，避免噪声和其他干扰因素。

（2）物品准备：舒适的床铺、枕头和被褥，适当的安抚物品如毛毯或玩具。

婴幼儿睡眠习惯的培养

（3）照护者准备：清洁双手，仪表整洁，情绪平和，掌握促进婴幼儿睡眠的基本技巧和安抚方法。

（4）婴幼儿准备：保持心情愉悦，适当活动以消耗精力，具有睡眠需求。

（二）睡眠照料注意事项

（1）确保睡眠区域的安全，以降低窒息风险。室内保持适宜的室温，光线柔和，尽量减少噪声干扰，确保睡眠环境安静、舒适。

幼有优育

如何保证宝宝睡眠安全?

（1）照护者让宝宝仰卧在坚实平坦的地面上睡觉，并监护他们，确保他们在襁褓中不会翻身。

（2）照护者不要在宝宝的婴儿床上放任何松散的毯子。松散的毯子，包括解开的襁褓，可能会盖住宝宝的脸，提高窒息的风险。

（3）照护者不要使用负重襁褓或负重毯，它们会对宝宝的胸部和肺部造成过大压力。

（4）照护者购买声称能降低婴儿猝死综合征风险的产品时要谨慎。楔形垫、定位器、特殊床垫等都没有研究证明可以降低婴儿猝死综合征的风险。

（5）宝宝睡在自己的婴儿床或摇篮里相对安全，而不是与照护者睡在一张床上。

(6) 襁褓会增加宝宝过热的概率，所以照护者要避免让宝宝太热。如果照护者发现宝宝出汗、头发潮湿、脸颊潮红、出痱子和呼吸急促，就可能是宝宝太热了。

(7) 照护者要将婴儿床放在始终无烟的地方。

（2）制定并遵守每日固定的入睡时间。照护者应帮助婴幼儿形成规律的生物钟，敦促他们按时入睡。

（3）平稳过渡。照护者可以在入睡前进行一系列安抚活动，帮助婴幼儿平稳过渡到睡眠状态。照护者建立固定的入睡前程序，让婴幼儿逐渐习惯并期待这些活动，从而在心理上为入睡做好准备。

（4）使用安抚方法。照护者使用轻拍背部、唱摇篮曲等温和的安抚方法，使婴幼儿在入睡时感到安全和放松。照护者要允许婴幼儿在睡眠时携带喜欢的玩具或毛毯等安抚物品，这些熟悉的物品可以增加安全感，帮助他们更快入睡。

（5）定期观察，详细记录。照护者应定期观察每个婴幼儿的睡眠情况，包括入睡时间、睡眠时长、夜醒次数等，及时发现和应对异常情况。照护者要详细记录婴幼儿的睡眠模式，了解他们的睡眠需求和变化，确保每个婴幼儿都能获得充足的休息。

（6）定期沟通。托育机构照护者定期与家长沟通，了解婴幼儿在家的睡眠习惯和问题，并在托育机构内尽量保持一致。托育机构和家庭共同努力，帮助婴幼儿形成稳定的睡眠习惯。

（三）睡眠的回应性照料要点

在婴幼儿睡眠照料中，照护者需要根据婴幼儿的需求，及时、适当地进行响应和安抚，以促进婴幼儿的情感、安全感和依恋关系的发展。

1. 识别婴幼儿需求

（1）哭泣信号的识别。婴幼儿通过哭泣表达不同的需求，照护者应学会识别婴幼儿饥饿、换纸尿裤、疲倦、疼痛或寻求安慰等不同类型的哭声。例如，饥饿的哭声通常节奏较快且声音较高，而疲倦的哭声则较为低沉且间断。当婴幼儿哭泣时，照护者应迅速做出反应，查看婴幼儿是否有明确的生理需求，如喂奶或寻求安抚。

（2）身体语言的解读。睡眠中的婴幼儿会通过翻身、踢腿、手握拳等动作表达需求，照护者要观察婴幼儿的身体动作。例如，婴幼儿扭动身体可能表示不舒适或需要更换姿势。婴幼儿的表情也能传达信息，如皱眉、微笑、困倦的眼神等，照护者应细心观察，及时回应。

2. 提供适当的安抚

（1）身体接触。适当的身体接触，如抱抱、轻拍能有效安抚婴幼儿，降低他们的焦虑水平。照护者可抱起哭泣或不安的婴幼儿，用温柔的动作和言语进行安抚。对于婴儿，皮肤接触可以增强安全感和情感联系。

（2）声音安抚。照护者可以用轻柔的声音和婴幼儿说话或哼唱摇篮曲，帮助婴幼儿平静入睡。低声细语和温柔的语调对婴幼儿有安抚作用，适当的白噪声也能帮助婴幼儿入睡。照护者要尽量减少其他噪声对婴幼儿睡眠的干扰。

（3）视线交流。照护者与婴幼儿保持目光接触能够传递关爱和安全感。照护者应尽量与婴幼儿对视，通过丰富的面部表情与婴幼儿互动，增强情感连接。

3. 建立规律的作息

规律的作息不仅有助于婴幼儿形成稳定的生物钟，还能促进他们健康成长。照护者应每天在相同的时间安排婴幼儿睡眠，即使在周末或节假日也应保持一致。这种一致性有助于婴幼儿逐渐适应并对睡眠时间有所预期，从而减少入睡前的抵抗和焦虑。此外，照护者可以通过一系列固定的睡前仪式，如轻柔按摩、讲故事或播放轻音乐，帮助婴幼儿放松身心，减少紧张和不安，为睡眠做好准备。这些仪式还能加强婴幼儿与照护者之间的情感联系，增强安全感。照护者应密切观察婴幼儿的睡眠信号，如打哈欠、揉眼睛等，及时安排他们入睡，以避免过度疲劳。

4. 关注个体差异

每个婴幼儿都是独一无二的，具有不同的需求和习惯。照护者应根据婴幼儿的个体差异提供个性化的照料。例如，一些婴幼儿可能喜欢在睡前进行轻柔的拍背或摇晃，这样会感到安全；一些婴幼儿可能喜欢听摇篮曲或处于安静的环境。照护者应通过观察和与其他照护者沟通，了解婴幼儿的喜好和需求，并尽量在托育机构、家中提供一致性的照料。此外，照护者还应关注婴幼儿的睡眠模式，如睡眠时长、易醒时间等，以便更好地调整照料策略。照护者尊重和满足婴幼儿的个体差异，可以为他们创造一个更加舒适和适宜成长的环境。

5. 情绪管理与支持系统

照护者自身的情绪管理对于提供高质量的回应性照料至关重要。照护者应学会调节压力和焦虑，以保持积极、稳定的情绪状态。这不仅有助于照护者维持自身的心理健康，也能更好地回应婴幼儿的需求。照护者可以通过多种方式进行情绪管理，如进行深呼吸练习、瑜伽、冥想或参与兴趣小组等。此外，建立良好的支持系统对于照护者的情绪管理同样重要。这包括同事之间的互助合作、管理者的理解和支持，以及家庭和社区的关爱和帮助。通过这些支持，照护者可以更好地应对工作中的挑战，提高工作满意度和职业成就感。同时，照护者应积极参与专业培训，提升自己的专业技能和知识，更好地照顾婴幼儿。

幼有优育

《托育机构保育指导大纲（试行）》中睡眠的保育要点

1.7～12 个月

（1）识别婴儿困倦的信号，通过常规睡前活动，培养婴儿独自入睡。

（2）帮助婴儿采用仰卧位或侧卧位姿势入睡，脸和头不被遮盖。

（3）注意观察婴儿睡眠状态，减少抱睡、摇睡等安抚行为。

2.13～24 个月

（1）固定幼儿睡眠和唤醒时间，逐渐建立规律的睡眠模式。

（2）坚持开展睡前活动，确保幼儿进入较安静状态。

（3）培养幼儿独自入睡的习惯。

3.25～36 个月

（1）规律作息，每日有充足的午睡时间。

（2）引导幼儿自主做好睡眠准备，养成良好的睡眠习惯。

资料来源：国家卫生健康委关于印发托育机构保育指导大纲（试行）的通知［EB/OL］. 中华人民共和国国家卫生健康委员会人口监测与家庭发展司官网，2021-01-12.

任务三　婴幼儿起床照料

一、起床照料的意义

（一）促进身心健康

（1）婴幼儿刚醒来时身体各项机能处于低活跃状态，缓慢、过渡的起床活动能帮助他们逐步适应环境，避免突发性的生理刺激。

（2）照护者通过轻柔的伸展运动和活动，帮助婴幼儿唤醒身体，促进血液循环，提高新陈代谢，帮助身体健康发展。

（3）温和且有规律的起床活动能增强婴幼儿的安全感，减少突然醒来的不安和恐惧。

（4）轻柔的唤醒方式有助于婴幼儿在醒来后保持稳定的情绪，避免情绪波动和哭闹。

（二）培养良好生活习惯

（1）设定固定的起床时间有助于婴幼儿形成规律的作息，有助于建立生物钟，从而保证充足的睡眠和良好的精神状态。

（2）托育机构与家庭保持一致的作息时间，能够帮助婴幼儿在不同环境中保持稳定的生活规律。

（三）锻炼自理能力

（1）起床后的自理活动，如洗脸、梳头、换衣物等，可以培养婴幼儿的自理能力，增强独立性和自信心。

（2）有规律的起床时间和步骤可以帮助婴幼儿逐渐形成时间观念，懂得合理安排时间，提高时间管理能力。

（四）培养情绪管理能力

（1）照护者通过温柔的言语和动作，帮助婴幼儿在起床后平复情绪，逐步学会情绪管理和调节。

（2）在集体起床过程中，婴幼儿之间的互助，可以增强同理心和合作意识。

（五）为教育活动做好准备

（1）良好的起床照料可以使婴幼儿在醒来后保持良好的精神状态和专注力，为接下来的学习和活动做好准备。

（2）婴幼儿可以在起床后的轻松的互动和活动中接受新的信息和知识，提升认知能力。

幼有优育

孩子为什么会有起床气？

1. 睡眠时间和孩子的生理需求有所出入

关于睡眠方面的研究发现，人类的睡眠模式（包括睡眠长短、深浅、习惯早入睡还是晚入睡等）在很大程度上与我们的基因有关。后天的训练可以对这些先天的模式进行一定的修正，然而在根本上还是以先天的倾向为基础。例如，孩子早上被叫醒有困难，或是醒后要发呆很长一段时间才能彻底清醒，可能是睡眠时间没有达到身体需要的长度。建议晚上上床的时间提前，以延长睡眠总量；或是借助环境里的灯光，调节孩子睡眠的起止时间（可以在晚上早些调暗房间里的灯光，用遮光窗帘创造一个暗黑的环境，促进入睡；或是在清晨打开窗帘，通过自然光辅助唤醒）。

2. 孩子还没有形成清晰的时间观念

这种现象在年幼的孩子，或是刚刚上学的孩子身上最为常见。由于大脑功能尚未发育完全，这个年龄的孩子普遍“生活在当下”，也就是说，他们的注意力大多集中在手中的活动中，不太考虑后面会发生的事情。有的孩子习惯了在早晨按照自己的意愿悠闲地玩耍，没能意识到后面还有其他重要的活动等待他们在一定时间内完成，这种淡化的时间观念既会冲淡他们行为的紧迫感，也为他们从一个活动过渡到另一个活动增加了难度。为了帮助孩子更好地了解早晨需要完成的活动，并将其内化成指导自己行为的内在声音，照护者可以尝试和孩子一起制作一张清晨时间表，让孩子涂色、绘制或是粘贴标识，放在自己够得到的地方。每天早晨，如果孩子在没有拖延的情况下独立完成了某项工作，就可以获得积分或是一张贴纸，累积一周，根据最终的统计情况换取不同程度的奖励。大一点的孩子如果已经认识时间，还可以在清晨时间表里加入具体的时间栏。

资料来源：杜丹．孩子为什么会有起床气［J］．早期教育（家庭教育），2018（10）：8-9.

二、起床习惯的培养

（一）制定固定的起床时间

每天安排一个固定的起床时间对于婴幼儿建立生物钟非常重要。生物钟是一种内在的时间调节机制，帮助身体适应一天中的不同活动和休息时间。照护者每天在相同的时间唤醒婴幼儿，可以帮助他们逐渐适应并有所预期，从而减少早晨起床的困难。重要的是，即使是在周末或节假日，起床时间也应尽量与平时保持一致，以避免打乱已经形成的作息规律。这种一致性有助于婴幼儿的身心健康，同时也为家庭生活带来秩序感和可预测性。家长可以通过使用温和的闹钟铃声或自然的声音（如鸟鸣）来唤醒婴幼儿，避免突然的噪声干扰，使起床过程更加平和。

（二）培养自理能力

照护者引导婴幼儿自己完成起床后的一系列活动，如穿衣、洗脸等，是培养他们自理能力的重要步骤。通过这些日常活动，婴幼儿不仅能学习到基本的生活技能，还能增强自我服务的意识和能力。照护者应给予婴幼儿积极的鼓励和表扬，以增强他们的自信心和独立性。例如，当婴幼儿成功地穿上衣物或完成洗脸时，照护者可以给予他们微笑、拥抱或口头表扬，这些正面的反馈可以激励婴幼儿继续尝试和学习新技能。

（三）制定起床后的活动安排

起床后的活动安排对于婴幼儿恢复活力和提高运动能力至关重要。简单的韵律操或游戏不仅能帮助婴幼儿迅速从睡眠状态中清醒过来，还能提高他们的身体协调性和平衡感。此外，提供营养均衡的餐点能够确保婴幼儿摄取足够的能量和营养。照护者可以准备包含谷物、蛋白质和新鲜水果的餐点，以满足婴幼儿的营养需求。通过这些活动和营养的结合，婴幼儿可以充沛的精力和良好的身体状态迎接新的一天。

（四）关注情绪和心理状态

婴幼儿的情绪和心理状态对他们的整体发展有着深远的影响。讲故事、唱歌等活动可以从积极的方面引导婴幼儿的情绪，帮助他们保持愉悦和积极的心态。这些活动不仅能够丰富婴幼儿的情感体验，还能促进他们的语言和认知发展。照护者应选择适合婴幼儿年龄和兴趣的故事、歌曲，以提高他们的参与度和兴趣。此外，这些活动还能帮助婴幼儿学习社会交往和情感表达的技能。

（五）家园合作

照护者与家长保持密切沟通是确保婴幼儿作息规律和培养自理能力的重要环节。家长了解婴幼儿在家的起床习惯和偏好，可以与托育机构照护者共同制定家园一致的作息时间表。这种家园合作有助于婴幼儿在不同环境中都能遵循相同的作息规律，从而减少适应压力。家长和托育机构照护者可以通过定期的沟通会议或日常的交流，分享婴幼儿的发展情况和问题，共同为婴幼儿的健康成长和良好习惯的养成提供支持。

（六）用轻柔的方式唤醒婴幼儿

轻声呼唤：照护者用温柔的声音呼唤婴幼儿的名字，慢慢将他们从睡梦中唤醒。

轻拍和抚摸：照护者轻拍婴幼儿的背部或轻柔地抚摸手臂，给予温和的触觉刺激，帮助他们逐渐醒来。

渐进式唤醒：房间内先保持较暗的光线，然后逐渐增加光线强度，模拟自然醒来的过程。

（七）对婴幼儿进行适当的情绪安抚

语言安抚：照护者用温暖的话语安抚婴幼儿，帮助他们平复情绪，消除刚醒来时的不安和烦躁。

情感支持：照护者给予婴幼儿拥抱或抚摸，增强其安全感和信任感。

（八）引导婴幼儿做简单的身体伸展

伸展运动：照护者引导婴幼儿做一些简单的伸展运动，如伸展四肢、扭动身体等，唤醒身体。

慢起身：照护者鼓励婴幼儿从床上慢慢坐起，避免突然起身引起头晕或不适。

户外活动：在天气允许的情况下，照护者可以带婴幼儿到户外进行短暂的活动，呼吸新鲜空气，接触自然环境。

（九）观察婴幼儿的健康状况

体温监测：婴幼儿起床后，照护者要观察他们的体温变化，确保没有发热等异常情况。

身体检查：照护者检查婴幼儿的皮肤、口腔等部位，发现和处理任何可能存在的健康问题。

健康记录：照护者要详细记录婴幼儿的健康状况，包括睡眠质量、精神状态等，及时反馈。

（十）做好起床后的清洁和安全工作

床铺整理：照护者要整理婴幼儿的床铺，保持床铺清洁和舒适，预防细菌滋生和传播。

环境消毒：照护者要定期对睡眠区域进行消毒，确保环境卫生，提供安全的睡眠场所。

三、起床照料注意事项

（1）不同婴幼儿的睡眠需求和醒来时间不同，照护者要根据每个婴幼儿的具体情况进行调整，观察婴幼儿醒来时的情绪，敏锐地捕捉任何不适或情绪波动，进行适当安抚。

（2）照护者避免用大声呼喊或突然的动作唤醒婴幼儿，防止他们受到惊吓，影响情绪和安全感。

（3）照护者注意观察婴幼儿是否有发热、呕吐等异常现象，及时与保健人员沟通并采取措施。对于在起床时表现出明显不适或情绪波动的婴幼儿，照护者应给予特别关注和安抚，避免情绪激化。

（4）在起床后，照护者要留出充足的时间让婴幼儿完全清醒，不要急于安排紧张的活动。

（5）照护者要确保婴幼儿起床后的活动环境的安全，无尖锐物品或危险区域。在婴幼儿起床后的过渡阶段，照护者要提供足够的看护，防止他们因动作不协调而发生摔倒等意外。

四、起床的回应性照料要点

（1）每个婴幼儿的睡眠周期和醒来时间不同，照护者需要密切观察，了解每个婴幼儿的睡眠习惯，并根据个体需求进行个性化唤醒。婴幼儿醒来时，照护者应迅速回应，不要让婴幼儿感到被忽视，及时提供安全感和情感支持。

（2）照护者使用轻柔的声音、温暖的触摸等方式唤醒婴幼儿，建立情感连接，使他们感到安全和被关爱。在起床后的过渡阶段，照护者要持续陪伴婴幼儿，提供稳定的情感支持，帮助他们平稳过渡到清醒状态。

（3）照护者要根据婴幼儿的情绪状态灵活调整照料方式，适时改变活动强度和节奏，以适应婴幼儿的情感和身体需求。

（4）照护者建立有规律的起床仪式，如使用固定的歌曲或游戏，帮助婴幼儿形成对起床的预期，增加安全感和舒适感。照护者在起床仪式中逐步引导婴幼儿从睡眠状态过渡到清醒状态，使他们在熟悉的过程中感到安心。

（5）照护者要密切关注婴幼儿在起床后的情绪变化，及时识别和回应他们的情感需求，防止情绪波动影响日常活动。

幼有优育

日间小睡很重要

婴幼儿日间小睡是他们睡眠周期中不可或缺的一部分。这种日间小睡对于婴幼儿早期记忆能力的培养至关重要。日间小睡有助于婴幼儿巩固和整合白天学到的新知识，从而提高记忆的稳定性和持久性。研究指出，6 个月和 12 个月大的婴儿在学习后 4 小时内进行至少 30 分钟的小睡，可以更有效地延长记忆的保持时间。此外，日间小睡还能显著提升婴幼儿的学习效果，尤其是当他们在掌握新技能后立即进行睡眠时，技能水平会有显著提高。这表明日间小睡不仅有助于加强学习过程中形成的记忆，还能增强新记忆的形成。

资料来源：彭芝琳，郑若颖，胡晓晴，等．睡眠对婴幼儿学习的记忆巩固作用［J］．心理科学进展，2024，32（2）：287-299.

项目小结

本项目深入探讨了婴幼儿睡眠中的回应性照料，旨在为照护者提供全面的睡眠照料知识和实践技巧。本项目明确了婴幼儿睡眠照料的知识、能力和素养三大目标，突出了责任感、安全意识以及爱心和耐心在婴幼儿睡眠照料中的重要性。在婴幼儿睡眠环境创设部分，本项目详细介绍了不同阶段婴幼儿的睡眠特点，阐释了营造适宜睡眠环境的重要性，并提供了具体的环境布置要求。在婴幼儿睡眠照料部分，本项目阐述了睡眠照料的意义、内容，详述了睡眠习惯的培养方法。在婴幼儿起床照料部分，本项目为照护者在婴幼儿起床后的照料提供了明确的指导。综上，本项目为婴幼儿睡眠照料提供了一套科学、系统的指导方案，不仅关注婴幼儿的生理需求，也重视心理和情感的健康发展，旨在通过专业的照料促进婴幼儿的全面成长和睡眠质量的提升。

同步练习

一、单选题

1. 1～3 岁婴幼儿每日的睡眠时间一般为（　　）。

A. 9～10 小时　　B. 12～14 小时　　C. 15～17 小时　　D. 18～20 小时

2. 有助于婴幼儿在白天获得更好的午睡质量的方法是（　　）。

A. 午餐后立即安排午睡

B. 提供一个安静且昏暗的午睡环境

C. 在午睡前让婴幼儿观看电视节目

D. 让婴幼儿在午睡前进行剧烈运动

3. 对于婴幼儿来说，安全的睡眠姿势应该是（　　）。

A. 俯卧　　B. 仰卧　　C. 侧卧　　D. 以上均可

二、判断题

1. 对于婴幼儿的睡眠照料，照护者应根据每个婴幼儿的具体情况，制定个性化的睡眠照料方案。（　　）

2. 婴幼儿午睡时可以随意携带任何玩具进入睡眠区域。（　　）

3. 在婴幼儿醒来时，照护者应温柔地安抚他们，这样有助于他们重新入睡。（　　）

三、简答题

1. 如何为婴幼儿创建一个安全舒适的睡眠环境？

2. 为什么在婴幼儿睡眠照料中，回应性照料非常重要？

3. 如何根据婴幼儿的个体需求进行灵活的睡眠安排？

四、思考题

如何有效应对婴幼儿常见的睡眠问题，如入睡困难和夜晚频繁醒来？请结合实际案例进行分析，提出具体的解决策略。

项目六 婴幼儿穿脱衣物中的回应性照料

学习目标

知识目标

1. 了解不同月龄婴幼儿穿脱衣物的回应性照料内容；

2. 了解正确的婴幼儿打襁褓知识；

3. 了解不同种类的婴幼儿衣物，能叙述婴幼儿穿脱衣物的方法。

能力目标

1. 能够为婴幼儿选择合适的包裹方法，能够正确托、抱、放、包裹婴儿；

2. 能够为婴幼儿选择合适的衣物并正确穿脱，能够在婴幼儿穿脱衣物的过程中适时进行回应性指导；

3. 能够在穿脱衣物过程中培养婴幼儿的自理能力。

素养目标

在穿脱衣物的回应性照料中关心、呵护婴幼儿，能够让婴幼儿有安全感和愉悦感。

案例导入

打湿了衣服的齐齐

2 岁的齐齐是托育园的新生。早上齐齐自己喝水时不小心打湿了衣物，保育老师连忙去帮他拿来了干净的衣物，先帮他脱掉打湿了的衣物，再给他穿上干净的衣物。

保育老师在给齐齐换衣物时，发现他站在原地不知道主动配合穿衣物，不抬手臂也不伸手，保育老师就一边唱着儿歌："两只小手钻山洞，左手钻进左山洞，右手钻进右山洞"，一边给齐齐穿衣服，大概 2 分钟之后，齐齐的衣物穿好了。之后，保育老师打电话告诉齐齐妈妈：齐齐喝水时不小心把衣物打湿了，下午把孩子接回去后记得把书包里的衣物晾干。另外，保育老师还告诉齐齐妈妈，家长需要引导齐齐学会从配合穿脱衣物到自己主动穿脱衣物。

问题：如果你是齐齐的老师，你如何指导齐齐正确地穿脱衣物？如何进行婴幼儿穿脱衣物的回应性照料？

任务一　婴幼儿打襁褓

一、打襁褓的概念

打襁褓是指用棉布或毛毯等亲肤面料将婴幼儿包裹起来，以增强婴幼儿的安全感、保暖性，使婴幼儿睡得安稳。

襁褓一词在古代和现代都有特定的含义。在古代，襁褓指的是包裹婴儿的被子和带子，此时的婴儿泛指婴幼儿，尤其是未满周岁的婴儿。在现代，打襁褓不仅是为了保暖和提供安全感，还有助于抑制新生儿的惊跳反射，帮助他们适应离开子宫后的新环境。此外，襁褓的使用还可以防止婴幼儿着凉，提高睡眠质量，并帮助他们恢复平静。

二、打襁褓的意义

（一）为婴幼儿提供安全感

新生儿从母体中出生，面对一个全新的世界，他们可能会感到不安和恐慌，襁褓可以给予他们一种被紧紧拥抱的感觉，这种身体上的接触有助于缓解他们的焦虑和紧张情绪。此外，襁褓还可以限制婴幼儿的四肢活动，减少他们因无意识的肢体动作而受到的惊吓。这种安全感的提供，为他们日后建立信任感打下了基础，有助于婴幼儿的心理健康。

（二）促进婴幼儿睡眠

打襁褓可以有效地促进婴幼儿的睡眠。新生儿的睡眠周期较短，且容易受到外界刺激的干扰。襁褓通过限制婴幼儿的四肢活动，减少了惊跳反射的发生，这种反射是新生儿在睡眠中突然醒来的常见原因。此外，襁褓还可以帮助婴幼儿更快地进入深度睡眠状态，从而延长他们的睡眠周期。照护者在打襁褓时应注意不要过紧，以免影响婴幼儿的呼吸和血液循环。

（三）为婴幼儿保暖

婴幼儿的体温调节能力尚未完全发育，他们容易受到外界温度变化的影响。打襁褓可以有效地帮助婴幼儿保持体温。通过包裹，襁褓可以减少婴幼儿身体热量的散失，特别是在寒冷的环境中，襁褓的保暖作用尤为重要。同时，照护者也应注意根据室内外的温度和婴儿的体温来调整襁褓的厚度，避免过热，确保婴儿的舒适和健康。

（四）减少外界干扰

婴幼儿对外界环境非常敏感。襁褓的包裹可以为婴幼儿提供一个相对安静和稳定的环境，减少他们对外界刺激的反应。这不仅有助于婴幼儿的睡眠，也有助于他们在清醒时保持平静和专注。

三、打襁褓

（一）方法

1. 任务准备

（1）环境准备：干净、整洁、安全，温湿度适宜，关好门窗。

（2）物品准备：操作台，包裹毯（厚、薄包裹毯），睡袋，室温计。

（3）照护者准备：着装整洁，脱去外衣，去除首饰，剪短指甲，洗净并温暖双手，面带笑容。

2. 任务流程

打襁褓

（1）照护者要选择合适的包裹毯、睡袋。

（2）包裹襁褓。

照护者给婴幼儿穿上合适的衣物，裹好纸尿裤。

1）冬季包裹。

第一，照护者用厚包裹毯包裹婴幼儿；将包裹毯折起一角，把婴幼儿放在对折角上（见图 6-1）。

第二，照护者将婴幼儿的一只手臂横放在胸前（见图 6-2）。

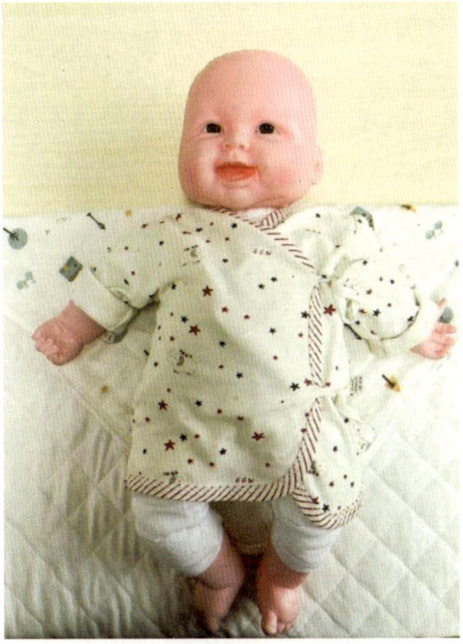

图 6-1　将婴幼儿放在对折角上

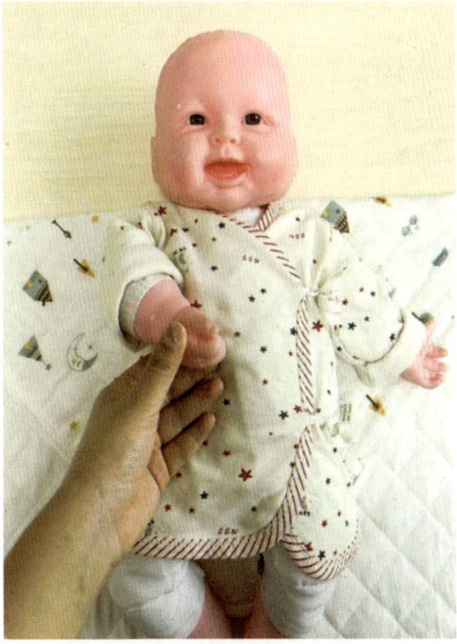

图 6-2　将婴幼儿的一只手臂横放在胸前

第三，照护者提起包裹毯一角折向对侧包住婴幼儿，盖住手臂；把包裹毯多余的部分压在婴幼儿背后（见图 6－3）。

第四，照护者将包裹毯底端往上折，包住婴幼儿的脚，拉平（见图 6－4）。

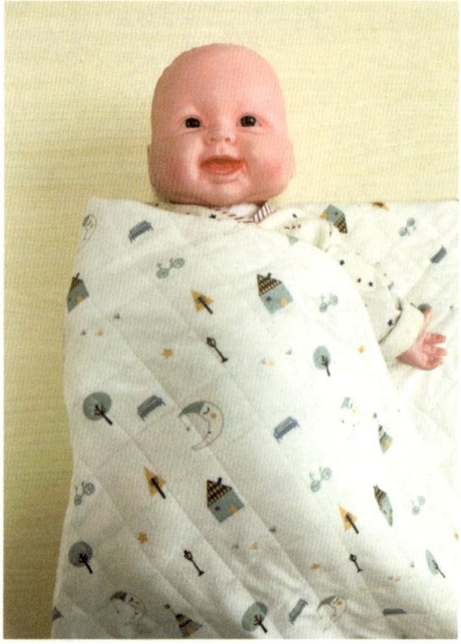

图 6－3　把包裹毯从一侧折向另一侧

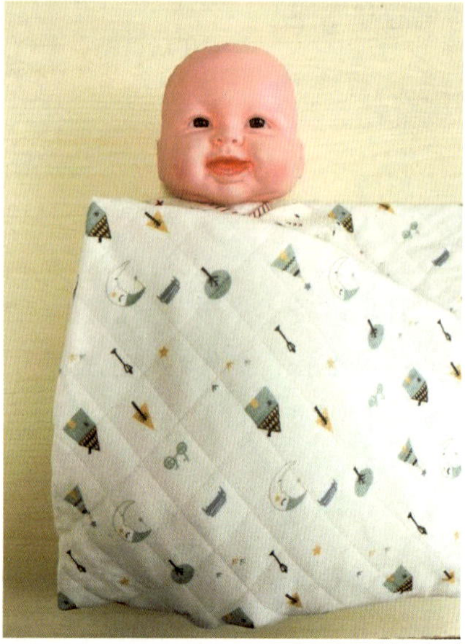

图 6－4　将包裹毯底端往上折，包住婴幼儿的脚

第五，照护者把婴幼儿的另一只手臂横放在胸前（见图 6－5），将包裹毯的一角向相反方向折，包住婴幼儿的另一只手臂和肩。

第六，照护者尽量将包裹毯的角拉向婴幼儿的背部，塞好、固定。

第七，包裹完毕，戴帽子（见图 6－6）。

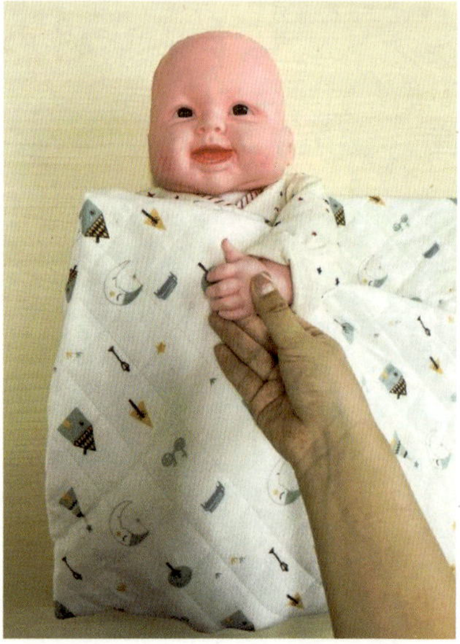

图 6－5　将另一只手臂横放在胸前

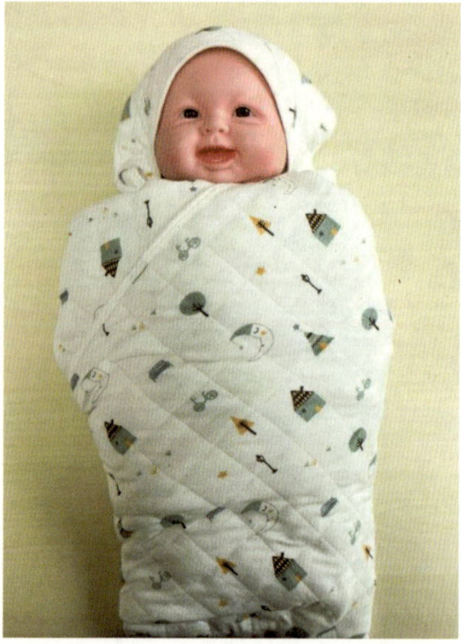

图 6－6　冬季外出包裹

2）春秋季包裹。

第一，照护者给婴幼儿穿上合适的衣物，裹好纸尿裤。

第二，用薄包裹毯松松地包裹，方法同冬季包裹，区别是包裹毯从腋下包裹婴幼儿，婴幼儿的上肢不被包裹，胸廓处的松紧以能插入一只手为宜，双腿能自由蹬踢，如图 6-7 所示。包裹毯外可以用带子固定，松紧适宜。

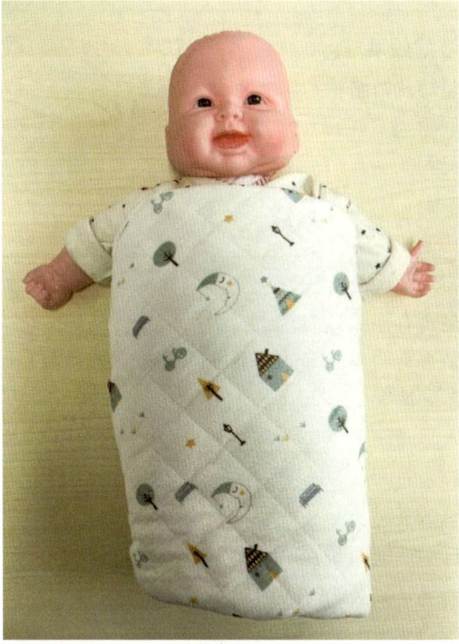

图 6-7　春秋季包裹

（3）包裹睡袋。

1）照护者为婴幼儿脱去外衣，只穿着一件内衣，裹好纸尿裤。

2）照护者拉开睡袋拉链，放入婴幼儿，将其双手伸入袖管，身体放平，拉上睡袋拉链。

3. 整理与记录

（1）照护者将所用物品进行整理，摆放整齐，洗手。

（2）照护者观察婴幼儿情绪反应并记录（见表 6-1）。

表 6-1　为婴幼儿打襁褓情况观察记录表

基本信息 ● 婴儿姓名：________________ ● 年　　龄：________________ ● 记录日期：________________ ● 记录时间：________________
打襁褓情况 ● 打襁褓时间 ○ 开始时间：________________ ○ 结束时间：________________ ● 襁褓类型 ○ 包裹毯 ○ 睡袋 ○ 其他（请注明）：________________

续表

打襁褓效果 ● 婴幼儿情绪状态 ○ 平静 ○ 哭闹 ○ 睡眠 ○ 其他（请注明）：____________________ ● 婴幼儿反应 ○ 是否有挣脱行为？（是 / 否）____________ ○ 是否有明显的舒适或不舒适表现？（是 / 否）____________ ● 睡眠情况 ○ 入睡时间：____________________ ○ 醒来时间：____________________ ○ 总睡眠时长：____________________ ● 打襁褓期间是否喂奶（是 / 否）____________ ○ 如果是，喂奶时间：____________________
特殊情况记录 ● 皮肤情况（红肿、过敏、有压痕等）____________________ ● 其他异常情况（如呼吸情况、体温变化等）____________________
总结与建议 ● 是否需要调整打襁褓方式（是 / 否）____________ ○ 建议调整的具体内容：____________________ ● 其他注意事项 ____________________
记录人签名 ● 签名 ____________________ ● 日期 ____________________
使用说明 1. 基本信息：记录婴幼儿的基本信息，方便归档和跟踪。 2. 打襁褓情况：记录具体的打襁褓时间和襁褓类型。 3. 打襁褓效果：详细记录婴幼儿在打襁褓期间的情绪状态、反应和睡眠情况，帮助评估打襁褓的有效性。 4. 特殊情况记录：观察并记录婴幼儿的皮肤情况和其他异常情况。 5. 总结与建议：根据记录的情况，给出是否需要调整打襁褓方式的建议。

（二）打襁褓注意事项

（1）包裹操作熟练，松紧适宜，照护者要检查婴幼儿是否舒适。

（2）包裹后避免限制呼吸和四肢活动。

（3）保持臀部宽松。

襁褓打得太紧可能会导致婴幼儿髋部出现问题。研究发现，将婴幼儿的腿拉直和包裹过紧可能会导致髋关节脱位或髋关节发育不良。

（三）打襁褓的回应性照料要点

（1）勤交流。包裹婴幼儿前，照护者可以和婴幼儿打招呼、沟通，如温柔地说："宝宝，我们来包被子了。"让婴幼儿有心理准备。照护者应面带微笑、态度温和、动作轻柔。

（2）使婴幼儿放松。襁褓不要过紧，婴幼儿双下肢应处于自然放松弯曲状态（属于正常状态），不能拉直双腿捆绑，否则会导致血液循环不畅，影响婴幼儿的生长发育。

拓展阅读

打襁褓中的文化传承与科学育儿理念

给婴幼儿打襁褓是婴幼儿回应性照料课程中的重要内容之一。这不仅是一项育儿技能，更是情感交流和文化传承的重要环节。打襁褓作为中国传统育儿方式，承载着丰富的历史和文化内涵。学习和传承传统育儿智慧，可以培养学生的文化认同感和民族自豪感。

回应性照料强调对婴幼儿需求的敏感和及时回应，打襁褓正是这种理念的具体体现。课程通过实例和理论讲解，让学生理解襁褓不仅仅是身体的包裹，更是对婴幼儿情感需求的回应。通过学习，学生能够掌握如何在打襁褓中体现对婴幼儿的爱与关怀，培养同理心和责任感。

打襁褓需要极大的细心和耐心，这种技能的掌握可以锻炼学生的专注力和耐心。通过不断练习，学生不仅能够熟练掌握技能，还能在学习过程中培养对婴幼儿的关爱之心。通过科学的教育，学生能够树立正确的育儿观念，理解如何科学地照料婴幼儿，保障他们的健康和安全。

通过学习此课程，学生可以认识到每一个生命的珍贵和照顾婴幼儿的重要性；培养学生尊重生命、珍惜生命的价值观；鼓励学生将所学应用于社会服务中，如参与社区育婴服务、帮助新手父母学习科学育儿方法，可以提升社会责任感和服务意识。

总之，给婴幼儿打襁褓不仅是技能的传授，更是素质教育的重要阵地。系统的课程设计和素质要点的融入，可以帮助学生全面发展，成为具有专业技能和社会责任感的新时代青年。

资料来源：洪秀敏. 婴幼儿回应性照护［M］. 北京：高等教育出版社，2024.

任务二 婴幼儿衣物选择

婴幼儿皮肤娇嫩，防御功能差，容易因摩擦导致皮肤受损。婴幼儿皮肤中的胶原纤维少、缺乏弹性，易被外物渗透，容易受到细菌感染和发生过敏反应。为了更好地保护婴幼儿的皮肤，照护者给他们选择衣物时一定要注意，不能因为衣物问题让婴幼儿的健康受到威胁。婴幼儿的衣物包括必需的服装和配饰，如纸尿裤、衣裤、帽子和鞋袜。基于婴幼儿是最“柔软”的群体，婴幼儿衣物除了要符合国家标准，还要保暖、美观。婴幼儿衣物选择原则包括安全——面料等符合或超过国家标准；舒适——大小与宽松适度、面料柔软、吸湿透气、款式大方、有童趣；方便——便于穿脱、活动及清洗。

幼有优育

保暖和健康的关系

（一）婴儿体温的特点

婴儿的体温容易随环境温度的改变而发生变化，尤其是新生儿，散热面积大，很容易散热。在寒冷的冬天，常因环境温度下降而引起新生儿体温上升，因此要注意保暖。环境温度过高时新生儿体温同样会升高，所以在照料新生儿时要每隔 6～8 小时测体温一次，若有异常情况，照护者要随时了解婴幼儿的体温变化。

（二）婴幼儿着凉会诱发的疾病

婴幼儿免疫力差，寒冷会降低机体的免疫力，着凉后很容易诱发疾病，如上呼吸道感染、气管炎、肺炎、腹泻、肠套叠等。

体温下降或可患新生儿硬肿病，是指新生儿皮肤发硬伴有水肿的疾病，发生于寒冷季节，多见于早产儿和有窒息或感染的新生儿，轻者下肢皮肤硬肿，重者累及腹部、面部，甚至全身。患儿体温低下、全身冰冷、哭声低微、不肯吮乳。治疗方法主要是迅速采取保暖措施，供给足够营养和控制感染。

一、衣物

（一）按年龄段分类

按年龄段分类，婴幼儿服装可以分为新生儿服装、婴儿服装、幼儿服装等。不同年龄段的婴幼儿生长发育情况不同，照护者需要为他们选择适合的款式和尺码。

（二）按款式分类

按款式分类，婴幼儿服装可以分为连体衣、分体衣、外套等。连体衣适合新生儿和爬行期婴儿，分体衣适合会走路的婴幼儿，外套则适合外出或寒冷天气穿着。

（三）按材质分类

按材质分类，婴幼儿服装可以分为纯棉服装、棉麻服装、竹纤维服装等。不同材质的面料有不同的特点，如纯棉服装柔软舒适、棉麻服装透气性好、竹纤维服装凉爽吸湿等。

（四）按功能分类

按功能分类，婴幼儿服装可以分为日常装、睡衣、外出服等。日常装适合婴幼儿日常穿着，睡衣适合婴幼儿睡觉时穿着，外出服则适合婴幼儿外出时穿着。

二、衣物选择要点

婴幼儿衣物必须符合婴幼儿生理特点，使他们穿得舒服、安全，这样有利于生长发育。此外，婴幼儿衣物还要方便照护者为婴幼儿穿脱、护理。

（一）面料

婴幼儿的代谢旺盛，出汗多，他们的衣物首选柔软、吸水性好、透气性强且对皮肤无刺激性的纯棉布或棉织物，缝合处不能太硬。冬季寒冷可选择棉毛、棉绒混织品，增强保暖性；夏季可选用纱布、薄布等制成的衣物，凉爽透气。化纤织物、丝织物和毛织物不建议选用。化纤织物对皮肤刺激性较大，易诱发婴幼儿过敏和湿疹。丝织物、毛织物中含有蛋白质成分，易使过敏体质的婴幼儿出现湿疹。婴儿的外衣面料最好也是棉织物，幼儿的外衣面料有多种选择，以舒适、结实、易洗为宜。

（二）款式

（1）衣物应宽松、简洁，避免有过多的装饰，如领口的花边、纽扣、拉链等。

（2）上衣宜开前门襟，尽量避免选用套头衫。

（3）根据不同季节准备时令的衣物。冬季衣物要使婴幼儿既暖和又便于活动。

（4）婴幼儿手指会卡入孔洞，所以有孔洞的衣物不是很合适。

（5）婴幼儿的裤子最好是背带式的。选用系带或松紧带的裤子，要注意避免因过紧而束腰，影响婴幼儿腹部发育。学走路的婴幼儿裤腿不能太长，以防绊跌。

（6）浅色、印花少的衣物更适合婴幼儿，因为染料、固色剂等化学物质可能对婴幼儿的皮肤产生不良影响。

三、衣物用品配置

适合季节温度的、厚薄不一的衣物根据实际需要各备数件，保证替换所需（见表 6－2）。

表 6－2　婴幼儿衣物用品配置

准备项目	数量	用途及注意事项
内衣	4 ～ 6 件	新生儿内衣依出生的季节选择；一般采用肩开式，便于穿脱
夹衣、夹裤	2 ～ 4 件	保暖；在内衣和外套之间，棉、毛等均可
外衣、外裤	2 ～ 3 套	外出时穿着；耐脏
背心	1 ～ 2 件	保暖；毛、棉背心都有，用于气温变冷或起床时穿着
短裤	2 ～ 6 件	外出时穿着；夏季穿着
帽子	1 ～ 2 顶	外出挡风、遮阳；冬、夏各 1 ～ 2 顶
包裹毯、披风或斗篷	1 件	包裹保暖；外出使用方便

四、衣物洗涤和储藏

（一）洗涤

婴幼儿的衣物应与成人的衣物分开洗。照护者宜用中性洗涤用品洗涤，不要使用任何生物性的洗衣粉或纤维柔顺剂，这些物质会残留在衣物上并刺激婴幼儿的皮肤。衣物漂洗干净后应在太阳下晒干。

（二）储藏

洗净的衣物单独放入专用的衣柜或整理箱中，便于取用。换季的衣物洗净后储藏，但要经常放在太阳下晒，不要放樟脑丸。

幼有优育

怎样判断婴幼儿穿着数量是否合适

婴幼儿既不能穿太多，也不能穿太少，照护者可以从以下几个方面判断：

脸：如果婴幼儿出现红红的苹果脸，就表示穿得太多了，应适当减少一些衣物。

四肢：照护者可以摸摸婴幼儿的手，看是否太冷或太热，手很冷可能穿得过少；手心太热应先查看婴幼儿身体各部位有没有开始出汗，再根据实际状况减少衣物。

体温：婴幼儿体温调节中枢发育不完全，穿得太多会导致体温上升，穿得太少会导致体温下降甚至打寒战。照护者可以用手摸婴幼儿后脖颈的温度，如果温暖且不出汗，就说明穿着合适。

五、衣物选择方法

（一）衣物选择

1. 任务准备

（1）需求评估。

1）照护者确定婴幼儿的年龄、性别、身高和体重。

2）照护者根据季节和气候，评估所需的衣物类型和数量。

（2）知识储备。

1）照护者要了解不同面料的特点及适用性（如纯棉、竹纤维等）。

2）照护者要了解婴幼儿衣物的安全标准和相关规范。

（3）预算规划。

1）照护者要制定合理的预算，考虑婴幼儿快速生长的特点，选择性价比高的衣物。

2）照护者要在购买前列出所需衣物的清单，避免盲目购物。

2. 任务流程

（1）选择与购买。

婴幼儿衣物选择

面料选择：柔软、透气、吸汗的纯棉或竹纤维面料更适合婴幼儿，以确保舒适和安全。

尺寸选择：照护者可以根据婴幼儿的实际身高和体重选择合适的尺寸，稍微大一点也可以，以适应婴幼儿的快速生长。

易穿脱设计：照护者可以选择开襟、有按扣或拉链的衣物，方便穿脱，避免选用复杂的纽扣和系带。

安全细节：照护者要检查衣物上的装饰物是否牢固，缝制工艺是否精细，避免有粗糙的缝线和标签。

颜色和图案：照护者要选择颜色柔和、图案简洁的衣物，确保染料安全无害。

（2）试穿与调整。

照护者购买后为婴幼儿试穿，观察是否舒适、是否合身。

根据试穿结果进行适当调整，必要时进行退换。

（3）清洗与消毒。

新购买的衣物应先清洗消毒，避免残留的化学物质刺激婴幼儿皮肤。

使用婴幼儿专用洗涤剂，避免使用刺激性强的洗涤剂。

3. 整理与记录

（1）衣物整理。

1）照护者按季节和用途对衣物进行分类整理，方便取用。

2）照护者定期检查衣物的磨损情况，及时更换不合适或已损坏的衣物。

（2）记录管理。

1）照护者记录婴幼儿的身高、体重和衣物尺寸变化，以便及时调整购买计划。

2）照护者保留购物凭证，记录购买时间和地点，便于售后服务和退换货。

（3）反馈与改进。

1）照护者将婴幼儿衣物选择情况记录下来（见表6－3）。

2）照护者根据婴幼儿的穿着反馈，调整下一次的购买选择。

3）照护者总结经验，逐步优化婴幼儿衣物的选择和管理方法。

表6－3 婴幼儿衣物选择情况记录表

项目	记录内容
姓名	
年龄	
性别	
身高（cm）	
体重（kg）	
需求时间	
季节（如夏季、冬季）	
衣物种类（如上衣、裤子、内衣、外套等）	
面料（如纯棉、竹纤维）	
尺寸（尺寸及是否合身）	
颜色与图案	
购买时间	
试穿反馈（舒适度、合身情况）	
使用情况	
清洗与消毒（初次清洗和消毒情况）	
穿着反馈（舒适度、耐用性等）	
总结与调整	
改进建议（选择衣物时需要改进的地方）	

（二）衣物选择注意事项

1. 衣裤的选择

婴幼儿衣裤应款式简洁、穿脱方便、安全、大小适度、松紧适当。

0～3个月：婴儿上身可穿无领、斜襟、系带的罩衫，在腹前或腋下系布带，后襟应比前襟短，以免尿便污染和浸湿；下身可穿连腿套裤，用松紧搭扣与上衣相连，便于更换纸尿裤，同时避免下肢受凉。

4～9个月：婴儿开始会坐、爬，活动量增大，可穿宽松带背心的连脚裤，这种衣物具有保暖、便于运动、不束缚胸腹呼吸等优点。

10个月及以上：婴幼儿开始扶站、扶走、独走，活动范围扩大。这时衣物的大小、长短要注意合体，裤腿、衣袖不宜过长，以便于活动。开裆裤不卫生、不安全、不保暖，容易引起细菌感染，所以尽量不要选用。

（1）上衣的选择。

婴幼儿脖子短，上衣要选择圆领、翻领的。衣物上少用装饰物，不要有硬的装饰物、绳子或纽扣，更不能使用别针；带抽绳的连帽衫不合适（抽绳很容易缠住婴幼儿的四肢或脖子）。

（2）裤子的选择。

婴幼儿的裤子既可以是松紧带的束腰裤，也可以是背带裤。松紧带的束腰裤便于婴幼儿穿脱，带子不要过紧，以保证婴幼儿腰腹部血液循环的畅通；冬季可将内衣塞入裤子中，预防腹部受凉。穿背带裤的婴幼儿，照护者要多关注背带的安全，调整背带的长短，以免影响婴幼儿躯干的生长。婴幼儿裤腿的长短和宽窄应适中，过长或过宽的裤腿都会影响婴幼儿活动，有时还会带来危险。男宝宝裤子前开口不要有拉链，以防夹住生殖器。

2. 帽子的选择

婴幼儿帽子有保暖、防暑、保护头部以及装饰等功能。婴幼儿的头部柔嫩，对气候变化的适应能力差，照护者可以选择质地轻盈、手感柔软、保温透气的帽子。帽子不能过重、过硬，这会压迫脑神经发育。无帽檐的婴幼儿帽子十分合适，便于照护者搂抱和哺乳。冬季气温低，保暖、御寒性能好的帽子，如棉帽、绒帽等更合适，方便保护婴幼儿脸颊和耳朵；春秋季，针织帽等更合适；夏季，面料轻薄、浅色、能遮阳的帽子更合适。

3. 鞋袜的选择

（1）鞋子的选择。

由于婴幼儿的足部皮肤薄嫩，保护机能差，肌肉和韧带较柔嫩、松弛，足弓不牢、足骨尚未骨化，易变形，因此婴幼儿穿的鞋应大小适中、软硬适度，轻便舒适，透气性好，样式简单，以宽头为佳。鞋的大小以在后脚跟处能伸进一个手指为宜，不同婴幼儿脚的胖瘦程度不同，宽松适度为宜，鞋跟高以1cm左右为宜；鞋底应较柔软且富有弹性，并具备防滑的特点，这样有利于婴幼儿运动。如果婴幼儿所穿的鞋不舒适，就会导致足部肌肉松弛、足弓塌陷、足骨变形，甚至引起骨盆变形。

婴幼儿宜穿布鞋、运动鞋，最好不穿皮鞋。皮鞋弹性差，伸缩性小，鞋帮和鞋底较硬，易压迫足部血管和神经，影响足底、脚趾的发育，造成血液循环障碍，并且易磨破皮肤。夏季穿的凉鞋应特别注意舒适性和安全性，避免脚面皮肤受损、脚底起泡、挫伤脚趾等现象出现。

（2）袜子的选择。

婴幼儿穿袜子是为了保护足部和保暖。遵循安全、舒适和方便的要求，婴幼儿应穿棉袜，款式、尺寸要符合脚型。

照护者可以根据季节、天气、环境和个体差异决定要不要给婴幼儿穿袜子。襁褓里的婴儿不需要穿袜子，只有一些新出生和体质弱的婴儿，因为身体的体温调节功能还没有完全发育好，所以他们才要穿袜子。冬季寒冷，婴幼儿要穿厚袜子，春秋穿薄袜子，袜腰宽松适度，袜子里面不要有线头。在舒适、安全的环境里，学步儿光脚或者穿袜子走路是健康、舒服的。婴幼儿外出时应穿上袜子，在空调房里也要穿上薄袜。

（三）衣物选择的回应性照料要点

1. 优选舒适安全

衣物面料应确保婴幼儿皮肤舒适，避免刺激。衣物尺寸应合身且便于活动，同时确保设计安全。

2. 尊重个性需求

照护者观察并尊重婴幼儿对颜色、图案的偏好，在选择衣物时考虑他们的喜好。

3. 适应季节变化

照护者要根据季节和气温选择合适的衣物，确保在不同天气下婴幼儿都温暖和舒适。

拓展阅读

从“衣”开始的全人教育

根据《3岁以下婴幼儿健康养育照护指南（试行）》要求，照护者要重视婴幼儿早期全面发展，遵循儿童生长发育规律和特点，给予儿童恰当积极的回应，培养儿童自主和自我调节能力，注重亲子陪伴和交流玩耍，将早期学习融入养育照护全过程，努力创建良好的家庭环境，认真学习提高养育素养。本课程强调根据婴幼儿的不同生长阶段，选择适宜的天然材质衣物，如纯棉和竹纤维，避免使用可能导致过敏或不适的化学纤维。同时，通过衣物选择对学生进行职业素养和职业道德的教育，培养他们的细心、耐心、爱心和责任心。在劳动教育方面，本课程引导学生参与实际的衣物选择和护理操作，如了解衣物的洗涤和保养方法。通过亲身实践，学生能够体会到劳动的意义和价值，培养勤劳节俭的优良品质，增强动手能力和实际操作能力。

任务三　婴幼儿穿脱衣物

婴幼儿自理能力尚未完全发展，需要成人照护，2 岁后幼儿可以学习自主穿脱衣物等。婴幼儿正在长身体，新陈代谢旺盛，贴身衣物最好每天一换。特别是在冬天，有些照护者认为婴幼儿不会出汗，贴身衣物没有必要每天一换，这种观点是错误的。时刻使衣物保持干净舒爽，对婴幼儿的健康有利。

照护者在为婴幼儿穿脱衣物前应先做好准备工作：整理好操作台，修剪指甲、洗净双手，备好衣裤、脏衣篮，并做好保暖工作。照护者为婴幼儿穿脱衣物时要动作轻柔、迅速。

一、给婴幼儿穿脱衣物的方法

给婴幼儿穿衣物前，照护者要从安全角度对衣物进行检查，看面料是否柔软透气、纽扣是否松动、衣带是否缠绕、挂件饰物是否安全、衣物是否合身，如发现安全隐患，应及时更换。

婴幼儿身体柔软，动作发展还不够协调，给他们穿脱衣物有一定的难度，因此照护者必须注意方法。给婴幼儿穿脱衣物的整个过程一定要注意保暖，以免婴幼儿着凉。

12 个月后，幼儿开始有穿脱衣物的协同动作，如伸出手穿袖子，此时照护者要多鼓励他们配合。

（一）穿脱开衫的方法

1. 穿开衫

（1）婴幼儿平躺在床上。

（2）穿右袖。照护者先分清开衫的前、后、里、外，将右袖袖口收拢在一起，卷成圆圈状；将婴幼儿一手从袖圈中穿过，右手臂肘关节自然弯曲，轻轻拉伸到衣袖中；将一侧穿好的衣物拉平，托起婴幼儿，将另一侧衣物从背下穿过。

（3）穿左袖。使用同样的方法穿左袖，穿好后将上衣拉平，系好带子，或依次由上往下扣好纽扣。

2. 脱开衫

（1）照护者从上往下解开所有纽扣或带子。

（2）脱左袖。照护者一只手握住婴幼儿的左手臂肘关节，稍微弯曲后，另一只手轻轻拽住袖口，拉出婴幼儿手臂。

（3）脱右袖。照护者使用同样的方法脱另一侧袖子。脱完后，照护者的一只手掌应放在婴幼儿头颈部和背部之间，托起婴幼儿，另一只手则将衣物从婴幼儿的背下拉出来，将衣物完全脱下。

（二）穿脱套头衫的方法

套头衫适合 1 岁以后的幼儿。照护者应给幼儿选择领口较大或领口处有按扣的套头衫。

1. 穿套头衫

（1）幼儿坐在床上或照护者的腿上。

（2）套头。照护者分清套头衫的前、后、里、外，把套头衫沿着领口折叠成圆圈状，用手指从中间伸进去，把领口撑开，让幼儿的头稍微抬起，轻轻地套进去。照护者要一边操作，一边和幼儿说话，分散幼儿的注意力，以避免他们因套头时被遮住视线而产生恐惧心理。

（3）穿袖子。照护者将袖子沿袖口折叠成圆圈形，一只手放到袖子里撑开袖子，另一只手把幼儿的手带到袖中，顺势把衣袖套在他们的手臂上；用同样的方法穿上另一只袖子，穿上后把衣物往下拉到手臂以下（注意：拉衣物而不是幼儿的胳膊），最后整理平整。

2. 脱套头衫

（1）脱袖子。照护者将套头衫卷到胸部，一只手轻轻地抓住幼儿的手肘，另一只手抓住袖口，将手臂轻轻从袖中拉出。

（2）钻脱领口。照护者用手撑住领口，从前面穿过幼儿的鼻子、前额，再穿过头的后部脱下衣物，注意不要勒到幼儿的脖子和耳朵。

（三）穿脱裤子的方法

1. 穿裤子

（1）穿裤腿。照护者辨认裤子的前后，一只手从裤脚处伸入裤腿，将裤腿从裤脚折卷至裆部，并用五指尽量撑开；另一只手握住婴幼儿的脚腕轻轻地伸进裤腿，把裤腿往上提，并用同样方法穿上另一条裤腿。

（2）拉裤腰。穿好两条裤腿后，照护者的两只手分别抓住裤腰的两侧，托起婴幼儿的臀部，把裤腰背面向上拉至腰部，正面向上拉至肚脐以上；注意整理裤裆的位置，以免裤裆过紧，调整后把裤腿拉直。

2. 脱裤子

（1）拉裤腰。照护者将婴幼儿的双腿提起一点，一只手握住婴幼儿的双脚，另一只手拉住婴幼儿的裤腰，将裤子拉到臀部。

（2）脱裤腿。照护者一只手从上面伸进婴幼儿的裤腿，握住婴幼儿的脚踝部，顺势稍稍弯曲膝部，另一只手拉裤腿（不是拉脚）将裤子脱下；用同样的方法脱下另一侧裤腿。

（四）穿脱连体衣的方法

1. 穿连体衣

（1）照护者解开连体衣纽扣或带子并平铺在台面上，婴幼儿平躺在衣物上，脖子对准衣领的位置。

（2）照护者抬起婴幼儿的一只手臂，弯曲肘关节伸入一侧袖子中，再将婴幼儿的手拉出；用同样的方法穿另一侧袖子。

（3）照护者一只手弯曲婴幼儿的膝关节，将一侧脚伸入裤腿中，另一只手伸入裤腿拉住婴幼儿的脚踝，将其拉出裤腿；用同样的方法穿另一侧裤腿。

（4）照护者整理衣物，扣好纽扣或系好带子。

2. 脱连体衣

（1）照护者将婴幼儿平放在台面上，解开纽扣或带子。

（2）照护者一只手拉出婴幼儿的肘关节，另一只手拉住袖子将婴幼儿的手拉出；用同样的方法脱出另一只袖子。

（3）照护者将婴幼儿侧翻，拉下连体衣，再轻轻拉出婴幼儿的双腿。

二、指导婴幼儿穿脱衣物

1 岁左右的婴幼儿喜欢自己脱衣物，会有“脱”的动作出现，这意味着教婴幼儿学习穿脱衣物的时机到了。《托育机构保育指导大纲（试行）》中的生活与卫生习惯保育要点建议照护者协助和引导 13 ～ 24 个月的幼儿自己洗手、穿脱衣服。从动作难度看，脱衣物要比穿衣物容易，因此照护者可以让婴幼儿先学习脱衣物再学习穿衣物。照护者从脱袖子开始训练，接着再逐渐训练脱裤子或裙子及袜子、鞋子。夏季是婴幼儿学习穿脱衣物的好时机，尽量先从轻薄的开衫、套头衫、小短裤、袜子开始，让婴幼儿体验成功的乐趣，提高自理能力和自信心。夏天气温高，婴幼儿脱穿衣物慢一些也不易着凉。照护者可以通过以下几种方法指导婴幼儿穿脱衣物：

示范法：照护者先分步示范穿脱衣物的方法，让婴幼儿模仿，提高自理能力。

练习法：结合生活中的穿衣练习；操作蒙台梭利教具；家园合作。

游戏法：照护者运用有趣的游戏，如给娃娃穿衣物、扣纽扣，巩固婴幼儿穿脱衣物的技能。

（一）学习穿脱开衫

1. 学习穿开衫

（1）婴幼儿可以通过观察衣物的领子来辨别前后，通常领子上有标签的部分是后面，而标签的对面则是前面。此外，衣物的图案设计也常常有助于婴幼儿识别前、后，因为图案通常设计在前面，以便于展示。例如，如果衣物上有卡通图案或者装饰性元素，它们通常位于前襟，这样当婴幼儿穿着时，图案就会朝外，更加明显。除了前、后，衣物的里、外也需要注意。一般来说，有缝衣线的一面是里面，这是因为在缝制过程中，缝衣线通常不会暴露在衣物的外表面；相反，没有缝衣线的一面则是外面，它看起来更加整洁平滑。

（2）婴幼儿两手抓住衣物的领子，将衣物从头上甩到背后，披在肩上。

（3）婴幼儿两只手分别从袖筒中伸出来，翻好衣领。

（4）婴幼儿扣纽扣时，先把两侧门襟对齐，从最下面的纽扣扣起，注意不要错位。

（5）婴幼儿检查领子是否翻好，纽扣是否一对一扣好。

2. 学习脱开衫

（1）婴幼儿从上到下解开纽扣，分开衣襟。

（2）婴幼儿将领子向后脱，再左右手交替拽住两只袖口往下拉。

（二）学习穿脱套头衫

1. 学习穿套头衫

婴幼儿要分清前、后、里、外，头先从领口钻出去，将衣物套在脖子上，再把胳膊分别伸到两边的袖口里，最后把衣物拉下来。

2. 学习脱套头衫

婴幼儿双手交叉，分别捏住衣物两侧的下摆，向上提至腋下后一只手拉住另一只袖口，将一只手臂脱出；再用同样的方法脱出另一只手臂，最后拉住领子使头钻脱出来。

（三）学习穿脱裤子

1. 学习穿裤子

婴幼儿要辨别裤子的前、后（可在裤子上做记号，或者借助图案识别），两只手抓住裤腰，先伸一条腿再伸另一条腿，两腿露出裤腿时站好，将裤子提起；天气冷时，婴幼儿要注意将上衣（内衣）塞进裤腰内。

2. 学习脱裤子

婴幼儿脱裤子时，双手将裤腰向下拉；两只手分别抓住两个裤腿往外面扯，同时把脚往里缩，手脚同时用力，脱掉裤子。

（四）学习穿脱鞋子

1. 学习穿鞋子

婴幼儿穿鞋子时，照护者先帮忙摆好鞋子（婴幼儿难以区分左右），将鞋子合拢放在婴幼儿脚边，婴幼儿把脚塞到鞋子里，脚趾使劲儿朝前顶，再用手提鞋后跟，将鞋扣黏上。

2. 学习脱鞋子

婴幼儿脱鞋子时，坐在小椅子上，用手压住脚后跟向下拉，脚从鞋子里拔出来。

（五）学习穿脱袜子

1. 学习穿袜子

婴幼儿穿袜子时，先将袜跟朝下放好，双手抓住袜筒，把脚伸入袜子内，将袜筒向上拉。

2. 学习脱袜子

婴幼儿脱袜子时，双手抓住袜筒，脱至袜跟处，捏住袜头，把袜子脱下。

幼有优育

巧用儿歌、游戏，轻松穿衣裤

学习穿衣物对婴幼儿来说难免枯燥，照护者可以借助有趣的游戏、朗朗上口的儿歌来辅助婴幼儿学习。照护者可念儿歌示范，边做边说，配合拟声（如小老鼠、火车），尽量让儿歌内容和自己的动作同步，让婴幼儿通过儿歌来记忆穿衣物的步骤，提高趣味性。

小老鼠（穿衣歌）

小老鼠，盖房子。
小老鼠，钻洞子。
左钻钻，右钻钻。
吱吱吱，上房子。

钻山洞（穿衣歌）

抓住小领子，
商标在外面，
向后甩一甩，
捏紧袖口钻山洞，
衣服穿好啦！

开火车（穿裤歌）

小宝宝，来穿裤，就像火车钻山洞。
左脚钻进左山洞，右脚钻进右山洞。
呜呜呜，呜呜呜，两列火车进山洞。

我会穿裤子（穿裤歌）

找好前面小标记，一左一右穿进去。
抓紧裤腰前后提，裤缝对着小肚脐。

三、给婴幼儿穿脱衣物

（一）给婴幼儿穿脱衣物的练习

1. 任务准备

（1）环境准备：干净、整洁，光线适宜。

（2）物品准备：开襟衫，套头衫，裤子，鞋子，袜子，消毒剂。

（3）照护者准备：着装整齐，清洁双手。

（4）婴幼儿准备：心情愉悦，有一定自理能力。

幼有优育

小小衣物，大大成长：婴幼儿穿脱衣物的育人智慧

在日常生活中，穿脱衣物是培养婴幼儿自理能力和自主性的关键环节。结合《托育机构保育人员培训大纲（试行）》和《国务院办公厅关于促进 3 岁以下婴幼儿照护服务发展的指导意见》，照护者可以在穿脱衣物的过程中，帮助婴幼儿掌握基本生活技能，培养正确的价值观和行为习惯。

照护者应通过循序渐进的方法，鼓励婴幼儿自己穿脱简单衣物，如裤子和外套，增强他们的自信心和独立性。通过集体活动，婴幼儿还可以互相帮助，培养团队协作精神和友爱互助的品德。

照护者在穿脱衣物的过程中应融入安全教育和卫生习惯的培养。照护者可以强调季节性穿着的重要性，帮助婴幼儿理解如何根据天气选择合适的衣物，并养成勤洗手、保持衣物整洁的好习惯，从而提高自我保护意识和形成健康生活方式；还可以融入传统文化和道德教育元素，如通过讲故事、唱儿歌等形式，传递勤俭节约和尊老爱幼的传统美德，引导婴幼儿珍惜衣物、保持整洁，从小培养节约意识和礼貌待人的观念。

在穿脱衣物的回应性照料中融入思政教育，不仅能提高婴幼儿的生活技能，还能帮助他们树立正确的价值观。通过运用科学的教育方法和传授丰富的课程内容，照护者可以全面促进婴幼儿在自理能力、自信心、团队协作、安全意识和道德品质等方面的发展，实现幼有优育的目标。

婴幼儿穿脱衣物

2. 任务流程

（1）穿脱准备。

1）照护者从安全角度对衣物进行检查，看纽扣是否松动、衣带是否存在缠绕危险。

2）照护者关好门窗，避免婴幼儿受凉感冒。

3）照护者洗净双手，并提前将衣物准备齐全，按顺序放好。

（2）穿前开衫。

1）照护者将衣物打开，平放在床上，让婴幼儿躺在平放好的衣物上。

2）照护者将一只手从袖口伸进去，抓住婴幼儿的一只手，用另一只手将衣袖一点点向上拉；用同样的方法给婴幼儿穿另一侧衣袖。

3）照护者把穿好的衣物展平，系好带子或扣好纽扣。

（3）脱前开衫。

照护者让婴幼儿平躺在床上，将开衫带子或纽扣解开，一只手从一只袖笼中抓住婴幼儿的肘部，使其弯曲，另一只手抓住袖口往下拉，把袖子褪下；用同样方法，将另一侧袖子褪下。

（4）穿套头衫。

1）照护者把套头衫拿起来，双手将领口处撑开，从婴幼儿的头顶套入。

2）照护者将套头衫领口一直拉到婴幼儿的脖颈处，再将套头衫袖口撑开，将婴幼儿的手拉入袖笼里，待两只手都穿进袖子后，将套头衫拉下来整理好。

（5）脱套头衫。

1）照护者让婴幼儿平躺在床上，用一只手伸进一侧袖笼，抓住婴幼儿肘部，另一只手抓住该侧袖口向外拉，将一侧衣袖褪下；用同样的方法将另一侧衣袖褪下。

2）照护者双手抓住套头衫领口，从婴幼儿的面部脱至头后，然后一只手抬起婴幼儿的头，另一只手把衣物脱下。

（6）穿裤子。

1）照护者先把一只手从裤脚沿裤筒伸进去，另一只手握住婴幼儿的一只脚放在已伸入裤筒中的手中，然后将裤子一点一点从下往上拉；用同样的方法穿另一侧裤筒。

2）照护者将婴幼儿臀部稍稍抬起，双手将裤子提至腰部。

（7）脱裤子。

1）照护者先将裤子从婴幼儿腰部褪至大腿处。

2）照护者一只手握住婴幼儿的大腿，另一只手拉住婴幼儿的裤脚将裤腿褪下；用同样的方法褪下另一条裤腿。

3. 整理与记录

（1）照护者整理用物，将所用衣物折叠起来，摆放整齐，洗手。

（2）照护者记录照护情况（见表 6－4）。

（二）给婴幼儿穿脱衣物注意事项

（1）穿衣物时先穿上衣，后穿裤子；脱衣物时先脱裤子，后脱上衣。

（2）更换衣物时，照护者要注意观察婴幼儿的皮肤有无异常情况。

（3）更换衣物时，照护者要注意室内温度，关上门窗，以防婴幼儿着凉。

表 6－4 婴幼儿穿脱衣物观察记录表

日期	时间	婴幼儿姓名	年龄	穿脱衣物类型	是否需要帮助	帮助类型	穿脱衣物过程描述	穿脱衣物所需时间	观察者备注

注意事项：
定期记录：建议照护者每天记录一次，尤其是在不同时间段和不同情况下（如出门、回家、上床睡觉前等）。
具体描述：照护者尽量详细描述婴幼儿的动作和反应，以便后续观察和比较。
个性化帮助：照护者根据每个婴幼儿的具体需求提供帮助，并记录下帮助的类型和效果。

（4）婴幼儿常常不喜欢穿套头衫，所以照护者在操作中要注意安抚他们的情绪。

（5）照护者在帮助婴幼儿穿套头衫过程中尽量不要碰到他们的脸，以免引起不适。

（三）给婴幼儿穿脱衣物的回应性照料要点

1. 亲切沟通，情感互动

穿脱衣物前，照护者面带微笑、态度和蔼、动作轻柔，和婴幼儿打招呼、沟通，让婴幼儿有心理准备，观察婴幼儿的穿着反应，并根据需要加以调整。

2. 关注舒适，顺序合理

先穿上衣再穿下衣，照护者注意别碰到婴幼儿的前额及鼻子，以免造成不适。照护者可引导婴幼儿参与穿脱衣物，发挥其主动性。例如，照护者先把衣物套好，再让婴幼儿拉下来整理。

3. 温情照护，配合尊重

照护者帮助婴幼儿穿脱衣物时一定要有爱心、耐心，动作轻柔，不要慌乱穿衣，动作幅度小，以免造成伤害；对婴幼儿应给予尊重，争取他们的配合。

4. 抓住契机，鼓励自主

随着动作发展和自我意识萌发，婴幼儿会出现自主穿衣的意识，如说：“我来”，但动作不熟练、技能差，此时照护者应“放手”，给予婴幼儿锻炼的机会（从易到难），不要因为婴幼儿做不好就包办。

项目小结

本项目聚焦于婴幼儿穿脱衣物中的回应性照料，旨在通过系统的知识传授和实践指导，提升照护者在婴幼儿穿脱衣物照料过程中的专业性与敏感性。本项目确立了婴幼儿穿脱衣物照料的知识、能力和素养三大目标，为照护者提供全面的指导方案。在婴幼儿打襁褓部分，本项目着重阐述了打襁褓的意义和方法。在婴幼儿衣物选择部分，本项目详细阐述了婴幼儿衣物的特点和选择方法。在婴幼儿穿脱衣物部分，本项目分别阐述了给婴幼儿穿脱衣物的方法和指导婴幼儿穿脱衣物的内容。本项目始终贯穿回应性照料的理念，倡导照护者在穿脱衣物过程中关心、呵护婴幼儿，让婴幼儿感受到安全和愉悦。通过温柔的语言和肢体接触，照护者能够给予婴幼儿情感支持，提供积极的体验。总之，本项目为婴幼儿穿脱衣物提供了规范、细致的指导，帮助照护者在日常生活中更好地满足婴幼儿的需求，旨在促进婴幼儿自理能力的发展。

同步练习

一、单选题

1. 婴幼儿着装安全的内容不包括（　　）。

A. 着装舒适安全　　B. 避免穿太长的裙子、太大的衣物

C. 穿超长裙、超短裙　　D. 选择纯棉等天然纤维织物

2. 冬季要引导婴幼儿（　　）有序穿衣。

A. 自小而大　　B. 自大而小　　C. 自下而上　　D. 自上而下

3.（　　）的婴幼儿喜欢自己脱衣物，会有“脱”的动作出现，这意味着教婴幼儿穿脱衣物的时机到了。

A. 一岁左右　　B. 一岁半左右　　C. 两岁左右　　D. 三岁左右

二、判断题

1. 婴幼儿可以穿紧身衣裤。（　　）

2. 婴幼儿的衣物上应少用装饰物，纽扣光滑无棱角，不要有硬的装饰物。（　　）

3. 照护者应给婴幼儿穿颜色鲜艳的衣物。（　　）

三、简答题

1. 简述婴幼儿衣物选择的要求。

2. 简述指导婴幼儿穿脱衣物的方法。

3. 简述婴幼儿穿脱衣物照料的准备工作。

四、思考题

怎么让新生儿愉快地穿脱衣物？请结合实际案例进行分析，提出具体的策略。

项目七 婴幼儿体育锻炼中的回应性照料

学习目标

知识目标

1. 掌握婴幼儿体育锻炼的基本概念和原理，了解其在促进婴幼儿身体发育和情感发展中的作用；

2. 熟悉婴幼儿抚触、被动操、主被动操和游泳的步骤；

3. 理解在婴幼儿体育锻炼过程中回应性照料的重要性。

能力目标

1. 能够进行婴幼儿抚触、被动操、主被动操和游泳的操作；

2. 能够及时发现婴幼儿在体育锻炼过程中的情绪和身体反应，并做出适当的调整和回应；

3. 能够正确应对婴幼儿在体育锻炼过程中可能出现的抗拒情绪或身体不适。

素养目标

形成细心与耐心的品质，能够在婴幼儿体育锻炼过程中细致地照顾婴幼儿，给予充分的关注和关爱，确保婴幼儿的安全和健康。

案例导入

不爱锻炼的小小

婴幼儿体育锻炼班新来了一位4个月大的小朋友，名字叫小小。小小的父母希望通过科学的体育锻炼，帮助小小建立安全感和自信心，并促进他的身体发育。小小对接触外界表现出焦虑和紧张，特别是在身体接触活动时容易哭闹。

问题：如何进行婴幼儿体育锻炼并给予回应性照料？

任务一 婴幼儿抚触

一、抚触的概念

婴幼儿抚触是一种通过温柔触摸和按摩，促进婴幼儿身心发展的护理方法。这种方法不仅有助于婴幼儿的身体健康，还能增进亲子之间的情感联结，提供情感支持和安全感。婴幼儿抚触在现代家庭和医疗环境中得到了广泛应用，并且受到育儿专家的高度推荐。抚触的核心在于通过亲密的接触，使婴幼儿感受到照护者的爱与关怀。研究表明，抚触能够促进婴幼儿的生理发育，改善睡眠质量，并对情绪和社会性发展产生积极影响。定期进行抚触，有助于减少婴幼儿的哭闹、提升免疫力。

二、抚触的益处

抚触不仅对婴幼儿有诸多益处，对照护者来说也是一种增进亲子关系的好方法。

（一）对婴幼儿的益处

（1）身体健康：抚触有助于促进血液循环，增强消化功能，减少胀气和便秘的发生；促进婴幼儿肌肉、骨骼发育，提高免疫力。

（2）情感发展：通过抚触，婴幼儿能够感受到来自照护者的关爱和支持，有助于建立安全感和信任感。这种亲密的互动有助于婴幼儿的情感发展，减少焦虑和哭闹。

（3）睡眠质量：定期抚触可以帮助婴幼儿放松身心，提高睡眠质量，延长睡眠时间，减少夜晚醒来次数。

（二）对照护者的益处

（1）增进亲子关系：抚触是一种亲密的互动方式，有助于增强照护者与婴幼儿之间的情感连接，促进亲子关系的发展。

（2）减轻压力：通过与婴幼儿的亲密接触，照护者可以获得一种内心的满足感，减轻抚养婴幼儿过程中的压力和焦虑。

（3）提高育儿信心：通过抚触，照护者能够更好地了解婴幼儿的需求和反应，增强育儿的信心和能力。

幼有优育

新生儿黄疸护理中的抚触护理

在对新生儿黄疸护理中采用抚触护理，效果较为显著，可有效使患儿体内的胆红素水平降低，并使黄疸消退时间以及住院时间有效缩短，在一定程度上可有效加快患儿康复进程。抚触护理即是通过皮肤接触刺激的方式，促进肠道的蠕动，增加消化功能，从而更多地外排和分解血清中含有的胆红素，降低黄疸的临床症状。抚触的重点在于结合患儿本身肠道的特点和身体情况，力度要控制得当，过程中还要使患儿保持情绪稳定，降低抵抗情绪和活动。

资料来源：窦凯华．在新生儿黄疸护理中抚触护理的重要性研究［J］．智慧健康，2020（30）：170-171，180.

三、抚触的环境创设

（一）选择安静舒适的环境

（1）照护者要为婴幼儿提供一个安静、无干扰的环境，以确保他们在抚触过程中能够放松和专注。

（2）照护者可以选择在婴幼儿的卧室或采光好的客厅进行抚触，这些环境通常温馨且舒适。

（二）控制适宜的温度和湿度

（1）室内温度 24℃～ 26℃，这是婴幼儿感到舒适的温度范围。

（2）室内湿度在 50% ～ 60%，以维持一个湿润但不潮湿的环境，这有助于婴幼儿的呼吸和皮肤健康。

（三）确保光线柔和

避免使用刺眼的直射光，尽量选择柔和的灯光或自然光，以保护婴幼儿的视力并营造轻松的氛围。

（四）播放轻柔舒缓的音乐

照护者可以在抚触过程中播放轻柔舒缓的音乐，如古典乐或轻音乐，这有助于婴幼儿放松并更好地享受抚触。

（五）准备必要的抚触用品

（1）照护者要准备柔软的毛巾或浴巾，用于包裹或垫在婴幼儿身下，增加他们的舒适感。

（2）照护者可以选择适合的抚触油，以减少摩擦力并保护婴幼儿的皮肤。

（六）保持环境清洁与安全

（1）照护者要确保抚触环境整洁无尘，以避免婴幼儿吸入或接触有害物质。

（2）危险物品和尖锐物品要远离抚触区域，以确保婴幼儿的安全。

四、抚触的实施

（一）任务准备

（1）环境准备：房间安静、温暖且光线柔和，温湿度适宜。

（2）物品准备：温和无刺激的婴幼儿按摩油或乳液，柔软的毛巾，干净的纸尿裤，换洗衣物。

（3）照护者准备：剪短指甲，洗净双手，去除手上可能刮伤婴幼儿的饰物，双手温暖。

（4）婴幼儿准备：情绪稳定、平静。

（二）任务流程

抚触操作

（1）头面部：照护者双手拇指从婴幼儿前额中央沿眉骨向外推压至发际；双手拇指从婴幼儿下颌中央向外、向上推压，止于耳前画出一个弧线；双手的指腹从婴幼儿前额发际向上、向后滑动至后下发际，止于乳突，轻轻按压，注意避开囟门（见图 7－1）。

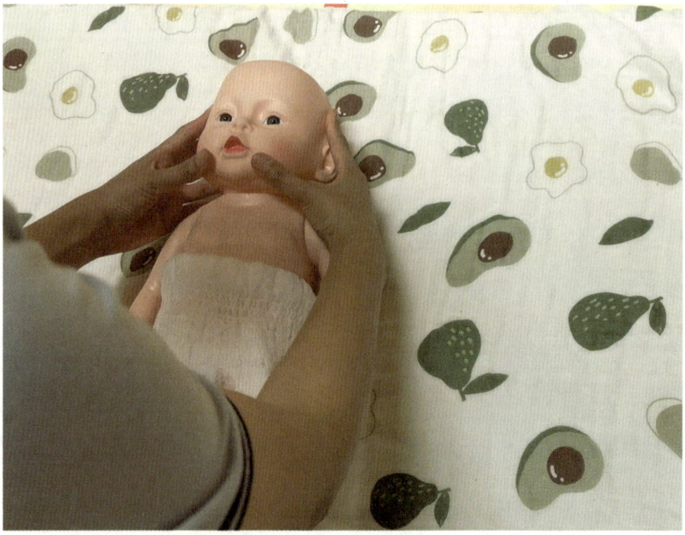

图 7－1　抚触头面部

（2）胸部：照护者双手从婴幼儿两侧肋缘交替向上滑行至对侧肩部，在胸部画出一个 X 形，注意避开乳头（见图 7－2）。

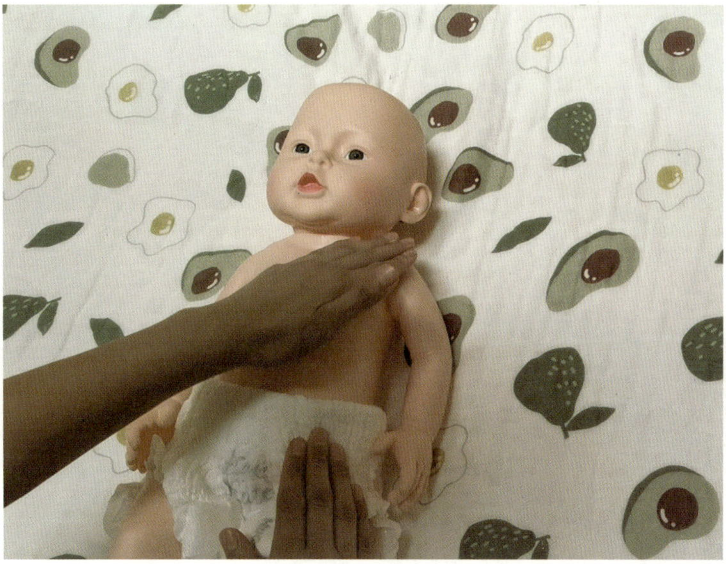

图 7－2　抚触胸部

（3）腹部：照护者用双手指腹在婴幼儿的腹部轻轻画圈，顺时针按摩，帮助其消化和缓解胀气。照护者可做“I LOVE YOU”亲情体验，即用右手在婴幼儿的右腹由上往下画一个英文字母“I”，再由左至右画一个倒写的“L”，最后顺着“升—横—降”结肠的顺序画出“U”（见图 7－3）。

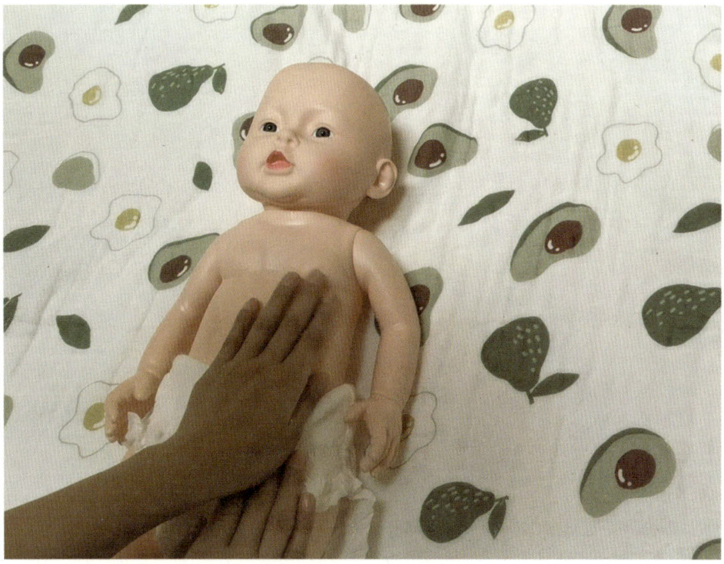

图 7－3　抚触腹部

（4）上肢：照护者两手交替轻轻地由婴幼儿上臂至腕部，挤捏婴幼儿的手臂；由上至下轻轻搓揉肌肉群至手腕；从近端至远端推压手掌，提捏各手指关节；用同样的方法抚触另一侧上肢（见图 7－4）。

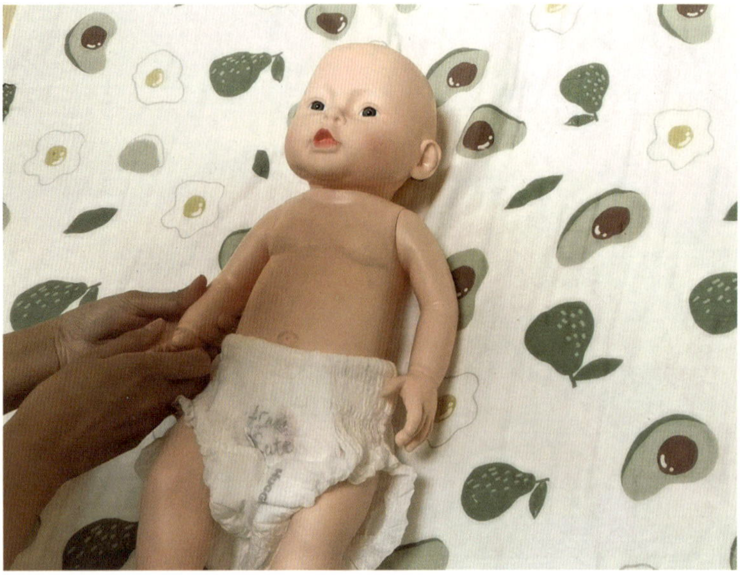

图 7-4 抚触上肢

（5）下肢：照护者双手交替握住婴幼儿一侧下肢，轻轻按压大腿根部至脚踝；上下轻轻搓揉肌肉群至脚踝；从足跟向上按摩整个脚掌，提捏各个脚趾关节；用同样的方法抚触另一侧下肢（见图 7-5）。

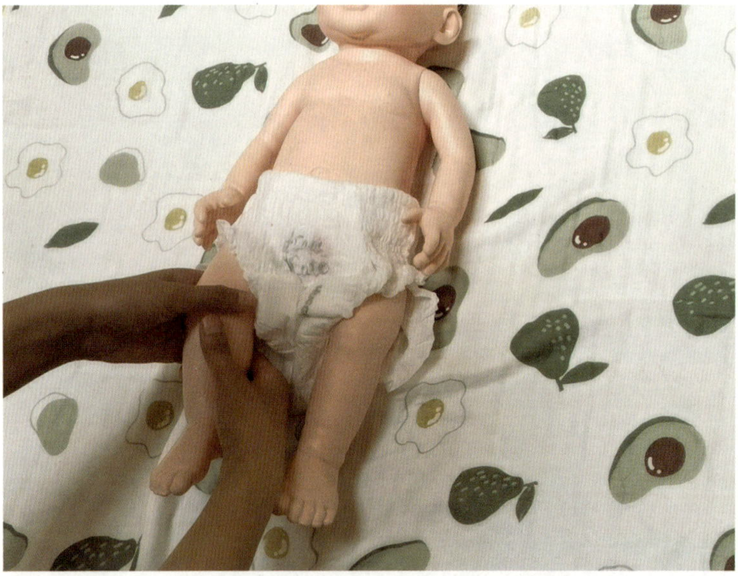

图 7-5 抚触下肢

（6）背部：照护者协助婴幼儿翻身，注意不要捂住口鼻；以脊椎为中分线，双手分别在婴幼儿脊椎两侧，从肩部向下至骶骨滑动抚摸；双手在两侧臀部做环形抚触；用手掌从头部向下抚摸至臀部（见图 7-6）。

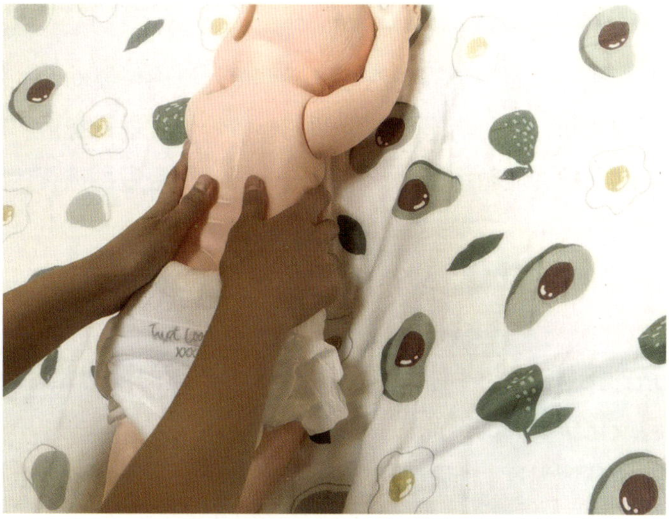

图 7－6　抚触背部

（三）整理与记录

（1）照护者清洁、整理用品。

（2）照护者观察婴幼儿抚触过程中的反应和状态，并用表格的形式记录下来，确保提供个性化和高质量的护理，详细示例如表 7－1 所示。

表 7－1　婴幼儿抚触观察记录表

日期： 姓名： 月龄：		
项目	详细描述	是 / 否完成
环境温度	24℃	
准备情况	已更换尿布、喂奶	
体温	36.5℃	
心率	120 次 / 分钟	
呼吸频率	30 次 / 分钟	
皮肤状况	无红疹、湿润	
清醒程度	清醒	
精神状态	安静	
头面部反应	微笑，持续 1 分钟	
胸部及腹部反应	安静，持续 2 分钟	
上肢反应	放松，持续 2 分钟	
下肢反应	放松，持续 3 分钟	
背部反应	安静，持续 2 分钟	
结束抚触后反应	更加放松	
特殊情况记录	无异常	
总结与建议	效果良好，建议继续按同样的频率抚触	

（四）抚触注意事项

在进行婴幼儿抚触时，照护者需要注意以下事项，以确保婴幼儿的安全和健康。

（1）选择适当的时间：照护者最好在婴幼儿心情愉快时进行抚触，如果婴幼儿情绪不稳定、哭闹不止，照护者应暂缓抚触，等婴幼儿情绪稳定后再进行；避免在婴幼儿饥饿、疲倦或生病时进行。

（2）控制抚触时间：每次抚触的时间应控制在 10 ～ 15 分钟，以免婴幼儿感到疲劳。

（3）选择合适的抚触产品：照护者要使用温和无刺激的婴幼儿专用按摩油或乳液，避免使用含有香料或化学成分的产品。

（4）保持适宜的环境温度：照护者要确保房间温暖舒适，避免温度过高或过低，以防婴幼儿过热或着凉。

（5）避免用力过猛：抚触动作轻柔，避免用力过猛，以免对婴幼儿的身体造成伤害。

（6）避免抚触伤口或感染部位：如果婴幼儿有伤口、出疹或感染部位（不影响抚触其他部位），照护者应避免抚触伤口、出疹或感染部位，以防加重感染或引起不适。

（五）抚触的回应性照料要点

抚触不仅是身体上的触摸，更是一种回应性照料的方式。在抚触过程中，照护者需要细心观察婴幼儿的反应，及时做出回应，以满足婴幼儿的需求和感受。

（1）情绪反应：照护者注意婴幼儿的表情和声音，看看他们是放松还是紧张。如果婴幼儿显得不安或哭泣，应及时停止或调整抚触的力度和方式。

（2）身体反应：照护者观察婴幼儿的肢体动作和皮肤颜色，确保没有任何不适或过敏反应。如果发现婴幼儿皮肤发红或起疹，应停止使用按摩油或乳液，改用其他适合的抚触产品。

（3）提供安慰：如果婴幼儿在抚触过程中感到不安，照护者可以通过轻声安抚、唱歌或说话来提供情感上的支持和安慰。

（4）调整抚触方式：照护者根据婴幼儿的反应，适当调整抚触的力度和速度，确保婴幼儿感到舒适和放松。每个婴幼儿对抚触的敏感度不同，照护者应根据具体情况做出调整。

（5）尊重婴幼儿的意愿：如果婴幼儿在抚触过程中表现出强烈的不适或抗拒，照护者应尊重婴幼儿的意愿，停止抚触，并在适当的时候再尝试。

幼有优育

抚触在新生儿生长中的重要性

抚触能增加新生儿食欲和加速胎便排泄。抚触能使迷走神经紧张度增加，刺激胃泌素和胰岛素分泌，增加消化和吸收功能，从而使新生儿吃奶量增加、体重增加。对新生儿腹部进行抚触可促进肠蠕动，促进食物消化吸收，缩短胎便初排时间，既可增加新生儿食量，又不会引起腹胀和消化不良，使新生儿发育得更好。

抚触能促进睡眠。抚触时新生儿全身肌肉得到缓解和放松，专注于皮肤感受和优美的音乐，良性刺激限制情绪思维的侵入，使感觉输入减少，心率和呼吸频率下降，耗氧量低，新陈代谢和大脑皮层唤醒水平下降，易进入睡眠状态，从而使睡眠时间延长、睡眠质量提升。

抚触能满足新生儿被爱的需要。被爱是人的基本需要，照护者通过对尚无语言能力的新生儿的皮肤感受器进行温柔的抚触刺激、通过温和的微笑流露关爱的情感。与新生儿对视、与新生儿进行情感交流，都可向新生儿表达一种浓浓的爱意，使新生儿产生愉悦的心情，有利于生长发育、提高抗病能力，促进身心健康。

资料来源：张雪松．抚触护理在新生儿生长中的重要性［J］．中国现代药物应用，2011，5（23）：95-96.

任务二　婴幼儿被动操

一、被动操的概念

婴幼儿被动操是一种通过外力引导和帮助，促进婴幼儿肢体活动的护理方法。不同于主动运动，婴幼儿被动操是在照护者的帮助下进行的，有助于提高婴幼儿的肌肉力量、关节灵活性和运动协调性。被动操不仅可以促进婴幼儿的身体发育，还能增强亲子之间的互动，促进婴幼儿的情感和社会性发展。

被动操的主要目的是通过系统性的动作，帮助婴幼儿进行全身的运动锻炼，特别是那些还未完全掌握自主运动能力的婴幼儿。适度的被动操可以促进婴幼儿的血液循环，改善消化功能，增强免疫力。此外，被动操还能提高婴幼儿的认知能力和促进感知觉发展，使他们更好地适应外部环境。

二、被动操的益处

被动操是照护者帮助婴幼儿进行身体活动的体操，每天可进行 1 ～ 2 次。这种体操对婴幼儿的身体和心理发展具有多方面的好处。

（一）增强生理功能与适应能力

通过被动操，婴幼儿可以增强生理功能，提高对外界环境的适应能力。

（二）促进动作发展与肌肉发达

被动操可以促进婴幼儿的动作发展，使动作变得更加灵敏，肌肉更加发达。通过进行特定的体操动作，婴幼儿可以逐渐发展出各种基本动作，如翻身、爬行等。

（三）促进神经系统的发展

被动操可以促进神经系统的发展，帮助婴幼儿建立更好的神经连接和提高反应能力。这种体操有助于婴幼儿的大脑和神经系统更好地协调和配合。

（四）从无意识到有目的的协调动作

长期坚持做被动操，可以使婴幼儿初步的无意识动作逐步形成和发展分化，为有目的的协调动作打下基础。这有助于婴幼儿在成长过程中逐步发展出更复杂、更精细的动作。

（五）促进智力发展

被动操不仅有助于婴幼儿的身体发展，还有助于婴幼儿的智力发展。通过体操动作和语言引导，婴幼儿可以逐步建立对世界的认知和理解，为未来的学习和发展打下基础。

三、被动操的实施

进行被动操需要遵循一定的步骤和方法，以确保婴幼儿在一个安全和舒适的环境中接受锻炼。

（一）任务准备

（1）环境准备：房间安静、温暖，光线适中，温湿度适宜。

（2）物品准备：柔软的垫子或毛巾，干净的纸尿裤，换洗衣物。

（3）照护者准备：洗净双手，去除手上可能会刮伤婴幼儿的饰物，指甲短且整洁。

（4）婴幼儿准备：情绪稳定、平静。

婴幼儿
被动操

（二）任务流程

准备姿势：婴幼儿仰卧，双臂放于身体两侧。照护者握住婴幼儿的双腕，拇指放在婴幼儿的掌心（见图 7 - 7）。

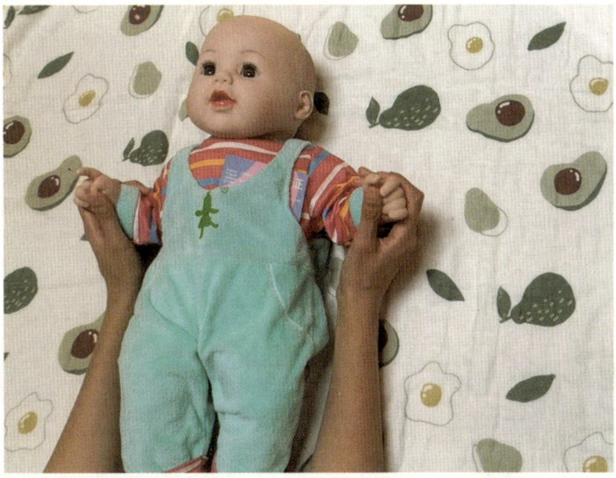

图 7－7　准备姿势

1. 上肢运动

（1）双臂展开至两侧，同时掌心朝上（见图 7－8）。

（2）双臂与地面垂直向前伸展，掌心面对面（见图 7－9）。

（3）双臂向上举起，掌心朝天（见图 7－10）。

（4）双臂下垂，与身体平行（见图 7－11）。

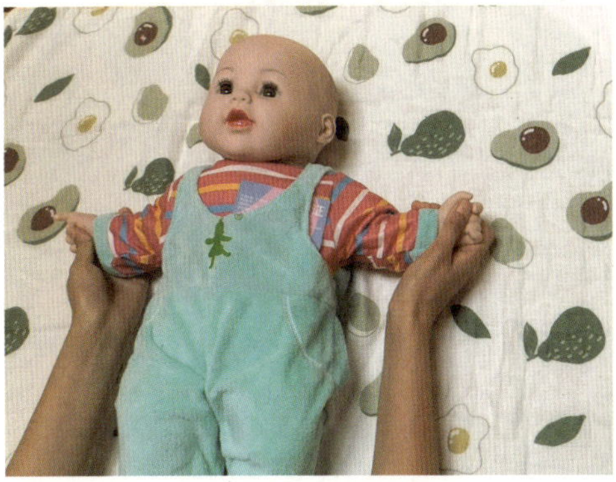

图 7－8　双臂展开

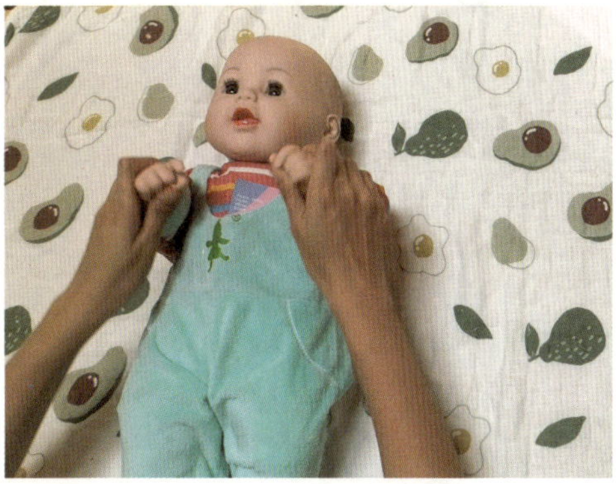

图 7－9　双臂向前伸展

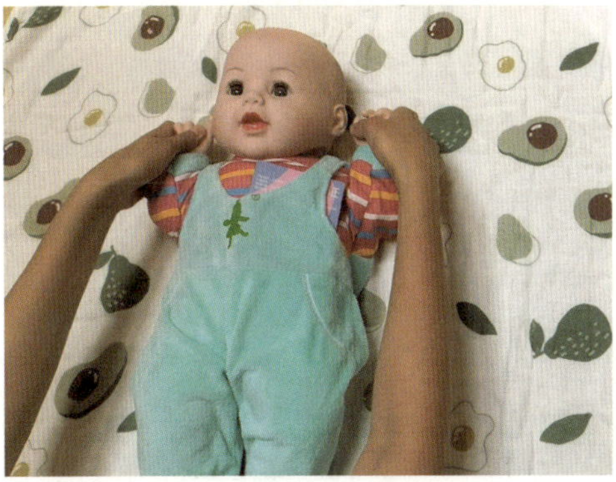

图 7－10　双臂上举

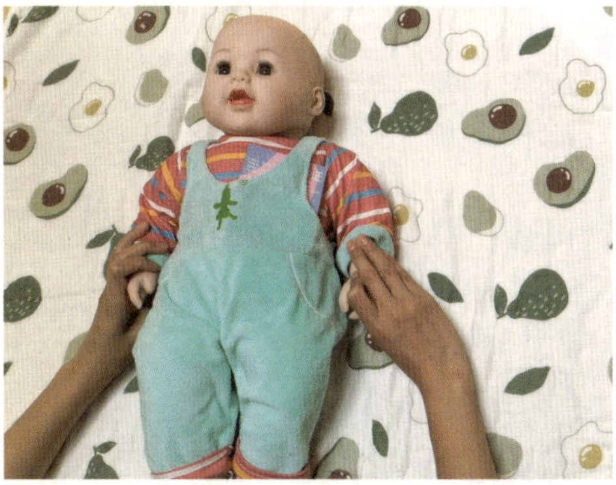

图 7－11　双臂下垂

2. 肘部运动

（1）左臂肘部弯曲（见图 7－12）。

（2）左臂肘部恢复到初始状态（见图 7－13）。

（3）右臂肘部弯曲（见图 7－14）。

（4）右臂肘部恢复到初始状态（见图 7－15）。

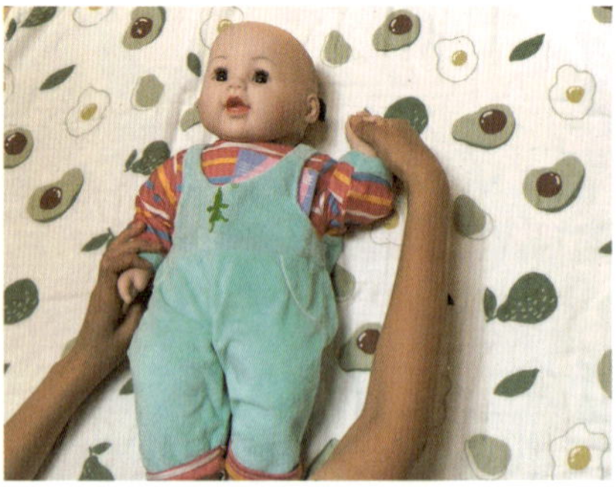

图 7－12　左臂肘部弯曲

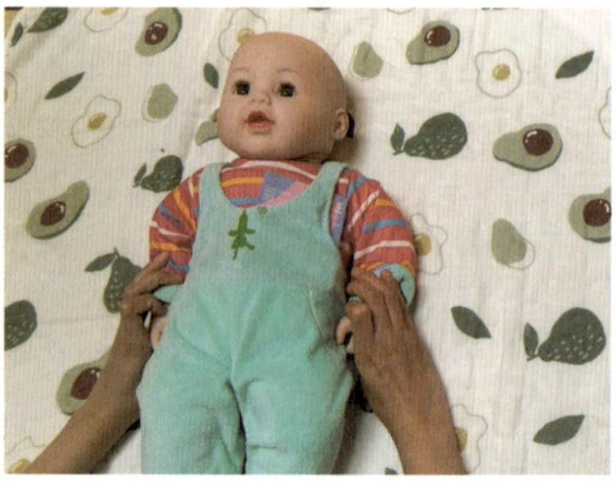

图 7－13　左臂收回

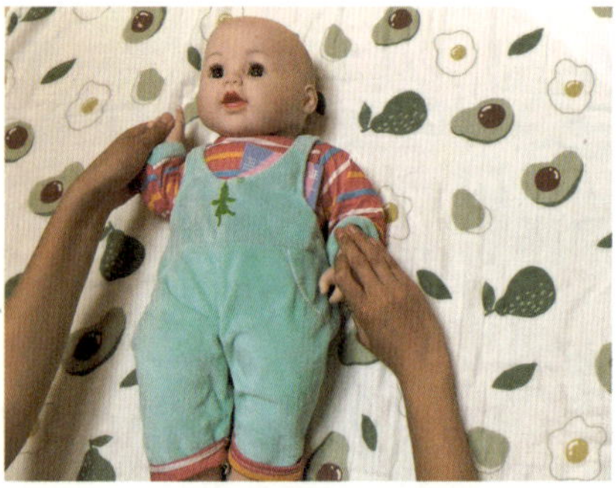

图 7－14　右臂肘部弯曲

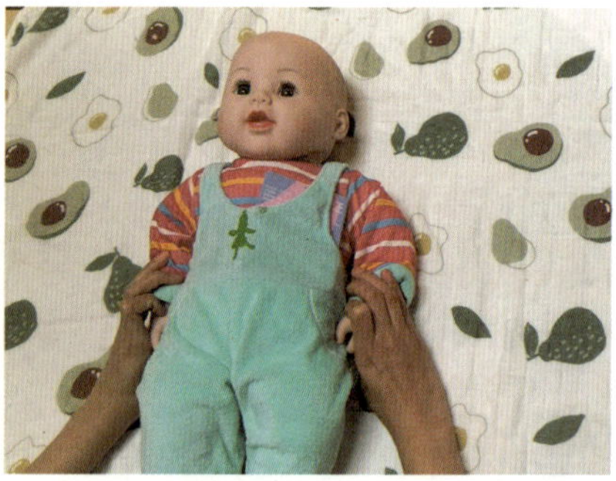

图 7－15　右臂收回

3. 扩胸运动

（1）双臂胸前交叉（见图 7－16）。

（2）双臂向两侧张开，伸展胸部（见图 7－17）。

（3）重复进行胸前交叉与向两侧张开的动作。

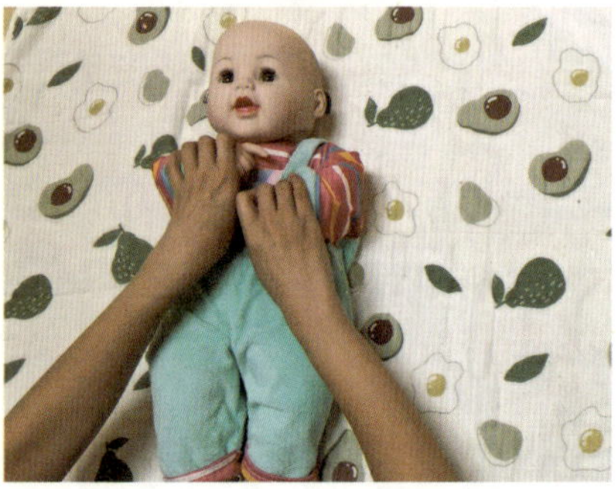

图 7－16　双臂胸前交叉

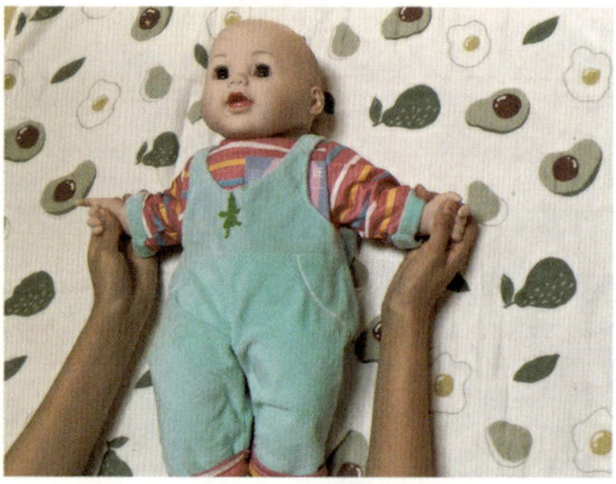

图 7－17　双臂向两侧张开

4. 上肢放松

（1）左臂向前举起，与地面成 90°（见图 7 - 18）。

（2）左臂恢复到初始状态（见图 7 - 19）。

（3）右臂向前举起，与地面成 90°（见图 7 - 20）。

（4）右臂恢复到初始状态（见图 7 - 21）。

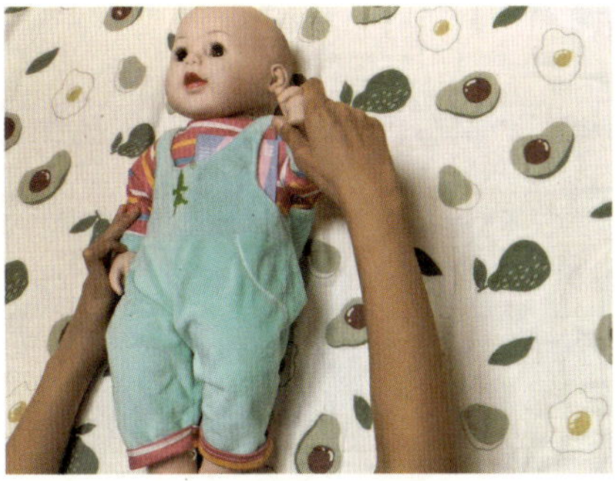

图 7 - 18　左臂向前举起

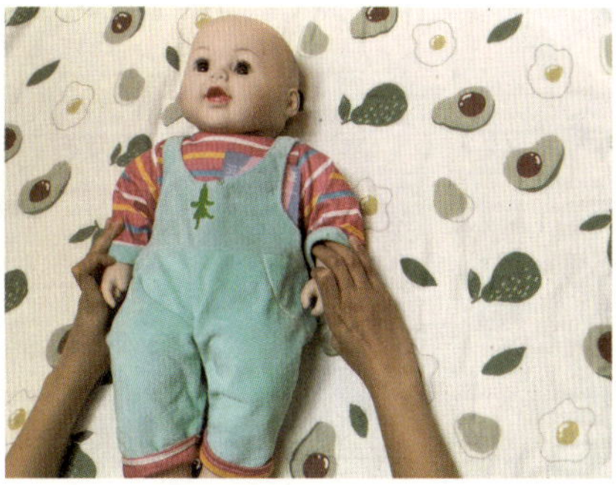

图 7 - 19　左臂收回

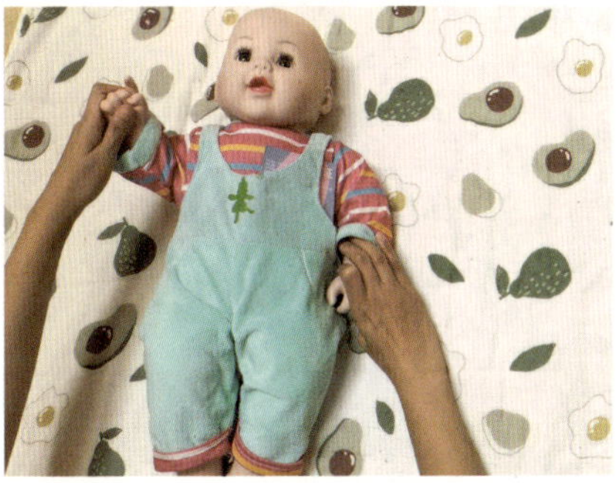

图 7 - 20　右臂向前举起

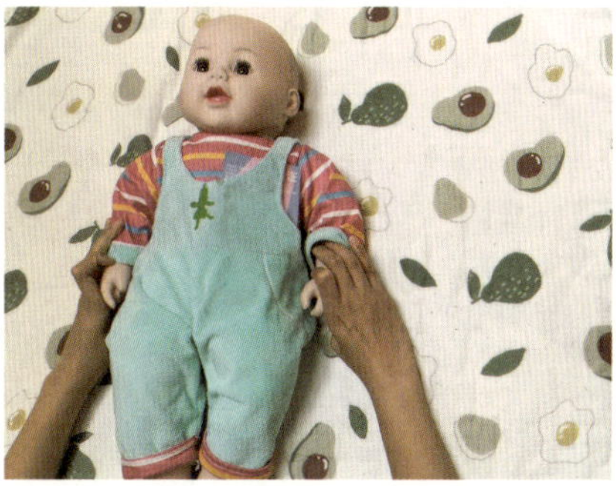

图 7 - 21　右臂收回

5. 下肢运动

（1）双腿向腹部弯曲，小腿与大腿成 90°（见图 7 - 22）。

（2）双腿恢复到初始状态（见图 7 - 23）。

（3）重复上述双腿弯曲的动作。

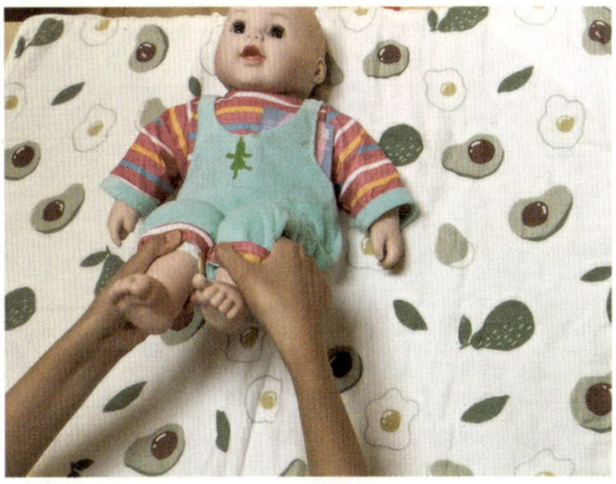

图 7 - 22　双腿向腹部弯曲

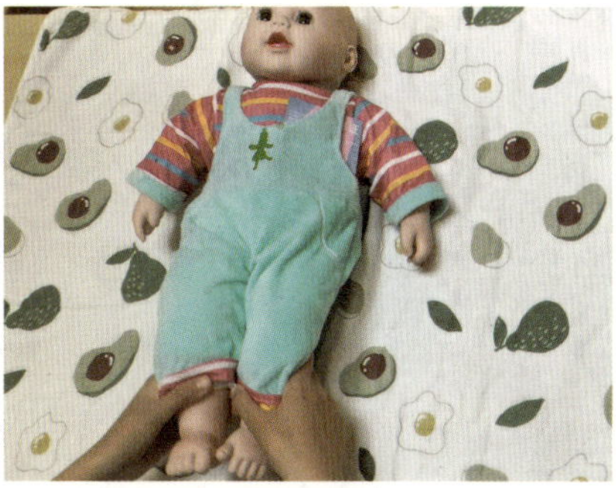

图 7 - 23　双腿收回

6. 两腿轮流屈伸

（1）左腿向腹部弯曲，大腿与地面成 90°（见图 7－24）。

（2）左腿恢复到初始状态（见图 7－25）。

（3）右腿向腹部弯曲，大腿与地面成 90°（见图 7－26）。

（4）右腿恢复到初始状态（见图 7－27）。

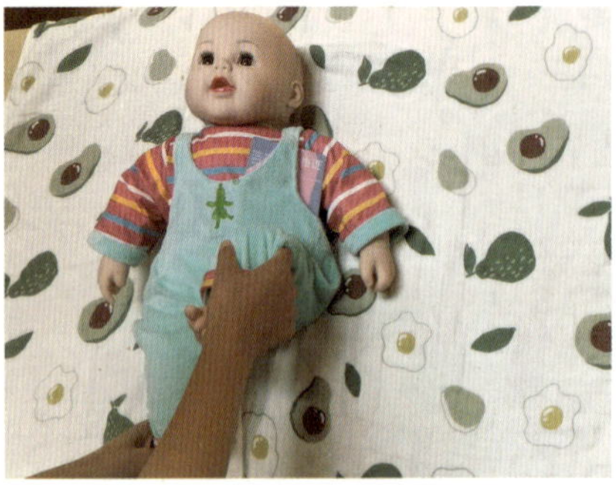

图 7－24　左腿向腹部弯曲

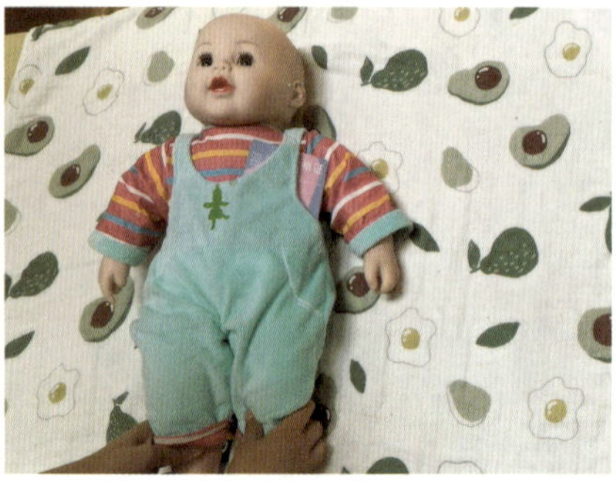

图 7－25　左腿收回

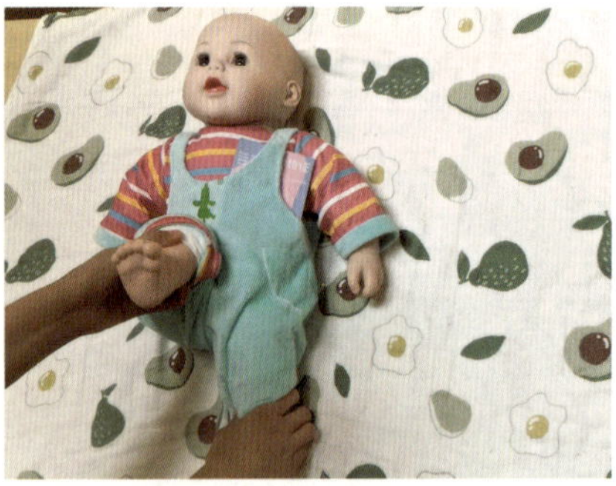

图 7－26　右腿向腹部弯曲

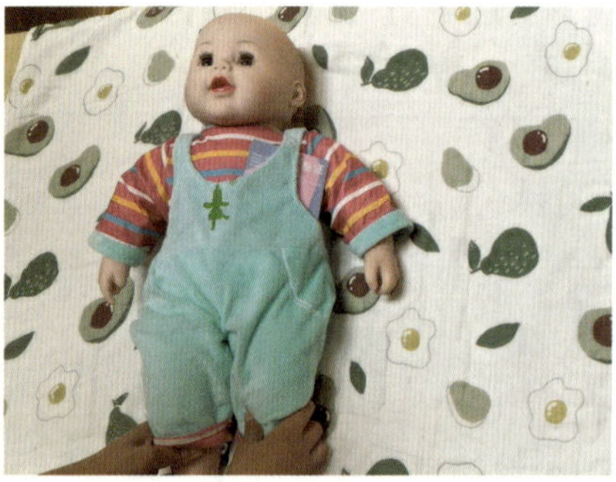

图 7－27　右腿收回

7. 双腿伸直上举

（1）双腿伸直并向上举起，直至与地面成 90°（见图 7－28）。

（2）双腿恢复到初始状态（见图 7－29）。

（3）重复进行双腿伸直上举的动作。

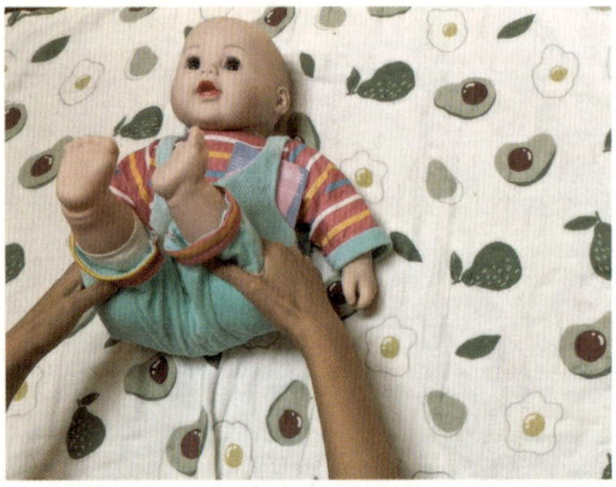

图 7－28　双腿伸直上举

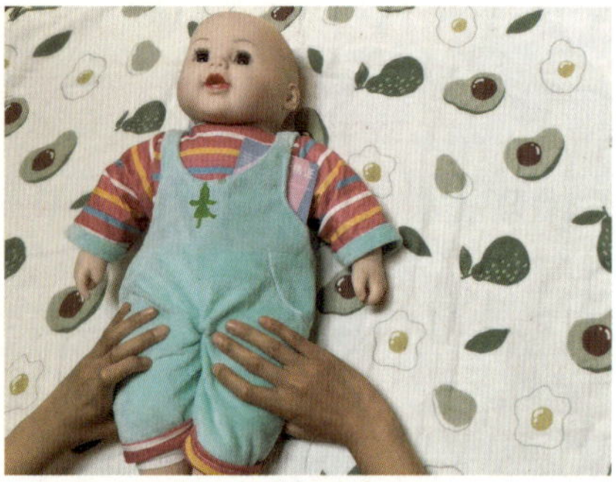

图 7－29　双腿收回

8. 下肢放松

（1）左腿向上举起，与地面成 90°（见图 7－30）。

（2）左腿恢复到初始状态（见图 7－31）。

（3）右腿向上举起，与地面成 90°（见图 7－32）。

（4）右腿恢复到初始状态（见图 7－33）。

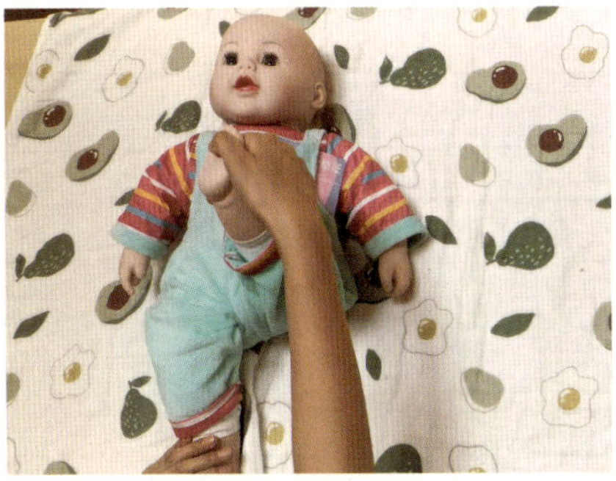

图 7－30　左腿向上举

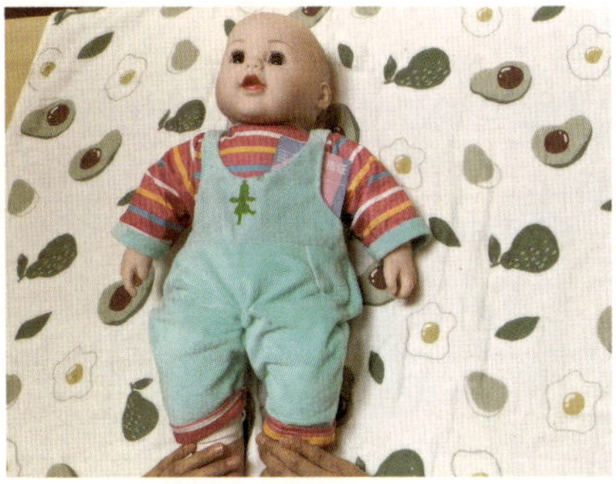

图 7－31　左腿收回

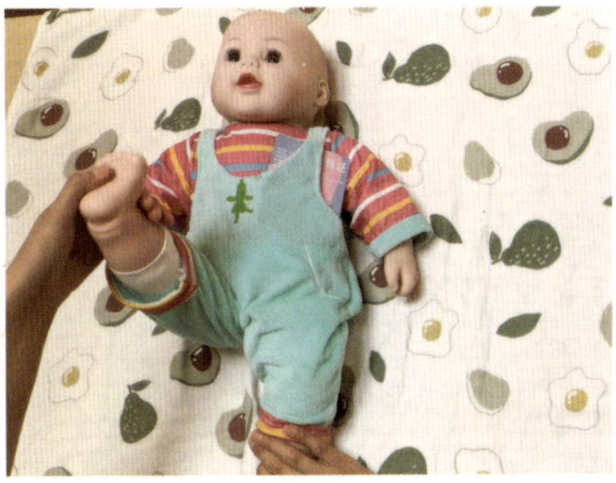

图 7－32　右腿向上举

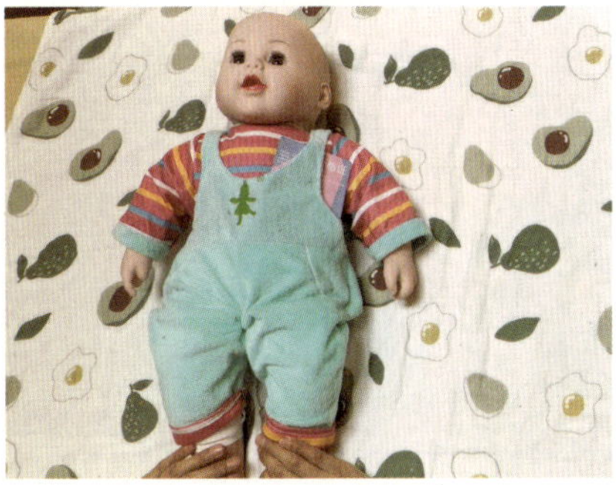

图 7－33　右腿收回

（三）整理与记录

（1）照护者清洁、整理用品。

（2）照护者观察婴幼儿进行被动操过程中的反应和状态，并用表格的形式记录下来，确保提供个性化和高质量的护理（见表 7－2）。

表 7－2　婴幼儿被动操观察记录表

日期：	姓名：	月龄：
观察项目	评估标准	观察记录
参与度	5—非常积极，全程参与	
	4—较为积极，偶尔有短暂的注意力不集中	
	3——般，有时参与、有时不参与	
	2—较少参与，经常分心	
	1—几乎不参与，无兴趣	

续表

观察项目	评估标准	观察记录
情绪反应	5—非常愉快，面带微笑	
	4—较为愉快，偶尔有短暂的不悦	
	3—情绪平稳，无明显波动	
	2—稍显不悦，有些不耐烦	
	1—明显不悦，抵触或哭闹	
注意力集中度	5—全程专注，紧跟操作	
	4—大部分时间专注，偶尔分心	
	3—注意力一般，有时专注、有时分心	
	2—注意力较易分散，经常不专注	
	1—几乎无法集中注意力	
配合度	5—完全配合，动作到位	
	4—较为配合，偶尔有小动作	
	3—配合度一般，有时配合、有时不配合	
	2—较少配合，经常有小动作或抵触	
	1—几乎不配合，抵触明显	
身体反应	5—身体灵活，无不适感	
	4—身体较为灵活，偶尔有轻微不适	
	3—身体反应一般，无明显不适也无明显灵活	
	2—身体稍显僵硬，有明显不适感	
	1—身体明显僵硬，有强烈不适感	

幼有优育

婴儿被动操对早期发育的意义

观察婴儿被动操对婴儿早期发育的影响，可以为临床提供参考依据。1 292名婴儿随机分为早期实验组573人、中期实验组358人和对照实验组361人，早期、中期实验组分别在婴儿42日龄、3月龄时开始施行被动操训练，对照实验组不进行被动操训练，并分别调查他们在6个月时的体重、身高和DST数据。结果显示，早期实验组、中期实验组、对照实验组婴儿6月龄时的体重分别为8.89kg、8.58kg、8.24kg，运动能力分别为7.94、7.87、7.37，社会适应能力分别为8.20、8.08、7.78，智力发育分别为16.67、16.21、15.67，差异均有高度统计学意义（p均<0.01）；身长分别为68.43cm、68.29cm、68.25cm，差异无统计学意义（$p>0.05$）。研究发现，被动操对婴儿的早期发育有明显的促进作用。

资料来源：沈沛．被动操对婴儿早期发育的影响［J］．中国儿童保健杂志，2011，19（3）：282-284.

（四）被动操注意事项

1. 操作前

（1）整理个人卫生：照护者在给婴幼儿做操前，必须洗净双手，并摘掉手上可能伤害婴幼儿的饰品。

（2）室内温度：照护者确保室内温度适宜，避免婴幼儿因温度变化而感到不适。

（3）环境安全：照护者确保室内无对流风，以防婴幼儿着凉；要清理可能对婴幼儿造成危险的物品，如尖锐的玩具、小物件等。

2. 操作过程中

（1）动作幅度：照护者给婴幼儿做操时，动作幅度不宜过大，一定要轻柔，避免过度牵拉、旋转，以免伤害到婴幼儿的关节和肌肉。

（2）时间选择：照护者不要在婴幼儿刚刚吃饱后就立即进行被动操，以免婴幼儿溢奶或呕吐，通常选择在喂奶前 1 个小时左右进行。

（3）情绪观察：在操作过程中，照护者要时刻关注婴幼儿的情绪变化。如果婴幼儿出现哭闹、抗拒等，应立即停止操作，并检查是否操作不当或婴幼儿身体不适。

（4）眼神与语言交流：照护者在给婴幼儿做操时，可以配合眼神交流和语言沟通，如告诉婴幼儿“我们现在要做什么了”“这个动作很舒服”等，以增强亲子互动和婴幼儿的信任感。

（5）固定与支撑：在操作过程中，照护者要确保婴幼儿被安全、稳定地固定住，如使用软垫等物品为婴幼儿提供支撑，避免婴幼儿因滑动或摇晃而受伤。

3. 操作后

（1）保暖与休息：操作结束后，照护者要及时为婴幼儿保暖，避免婴幼儿着凉；可以让婴幼儿适当休息，以缓解疲劳。

（2）情感表达：操作结束后，照护者可以通过抱抱、亲亲等方式表达对婴幼儿的爱意和鼓励，以增强亲子关系。

（五）被动操的回应性照料要点

1. 动作轻柔且缓慢

在做操时，每一个动作都应轻柔且缓慢，避免有快速或突然的动作，以免吓到或伤害婴幼儿。例如，在伸展上肢运动时，每个动作都应是一拍，一共两个八拍，确保婴幼儿有足够的时间接受和做出反应。

2. 观察反应

在做操过程中，照护者应时刻观察婴幼儿的反应，如表情、眼神和身体动作等，以了解婴幼儿是否感到舒适和愉悦。如果婴幼儿出现抗拒或不适的表情，照护者应立即停止，并检查动作是否过于剧烈或不适合婴幼儿。

3. 进行眼神交流

在做操过程中，照护者应和婴幼儿进行眼神交流，以建立更好的亲子联系和信任感，这不仅有助于婴幼儿更好地接受和配合做操，还能促进婴幼儿的情感发展。

4. 用语言和口令引导

在做操过程中，照护者可以用语言和口令来引导婴幼儿，如“一二三四，二二三四”等，以帮助婴幼儿更好地理解和配合动作。这不仅有助于婴幼儿建立动作的节奏感，还能促进婴幼儿的语言和认知能力发展。

5. 注意舒适度

在做操过程中，照护者应确保环境适宜、婴幼儿舒适，如穿着宽松、柔软的衣物。如果婴幼儿感到不适或出汗过多，照护者应及时停止并调整环境或衣物。

6. 适度按摩和热身

在开始做操前，照护者可以帮助婴幼儿进行适度的按摩和热身活动，以放松肌肉和关节。这不仅有助于婴幼儿更好地接受和配合做操，还能促进婴幼儿的血液循环和肌肉发育。

7. 注意动作幅度和频率

在做操过程中，照护者应注意动作的幅度和频率。动作幅度应根据婴幼儿的年龄和身体状况进行调整，避免过度拉伸或扭曲婴幼儿的身体；频率也应适中，避免动作过于频繁或过于稀疏。

幼有优育

被动操有益于儿童身心发展

0～6个月是婴幼儿早期，儿童正处于体格、智力和动作快速发展的关键期。此阶段，儿童脑重量增加，神经回路形成丰富，可塑性强。此时根据儿童生长发育规律及神经心理发育特点给予丰富的环境刺激，可促进儿童的神经和智力发展。被动操是一种操作科学、简单易学的健康保健活动，能够锻炼儿童的骨骼和肌肉，训练动作的协调性，增进亲子交流。

资料来源：程淮，籍孝诚．要重视中国0～3岁儿童发展与早期教育［J］．中国儿童保健杂志，2001，9（1）：1-2.

任务三　婴幼儿主被动操

一、主被动操的概念

婴幼儿主被动操是一种结合婴幼儿自主运动和外力引导的体操，旨在通过系统性的动作，促进婴幼儿的全身锻炼。这种方法既包括照护者的辅助，也鼓励婴幼儿自主参与，以提高肌肉力量、关节灵活性和运动协调性。主被动操不仅有助于婴幼儿的身体发育，还能增强亲子之间的互动，促进婴幼儿的情感和社会性发展。

做主被动操的目的在于在照护者的指导下，婴幼儿通过自主参与和外力辅助，达到身体各部分协调发展。与单纯的被动操不同，主被动操更加注重婴幼儿自主运动能力的培养和锻炼，游戏和互动的方式可以激发婴幼儿的运动兴趣和培养探索精神。

二、主被动操的益处

（一）促进动作发展和肌肉锻炼

主被动操是婴幼儿在照护者的适当扶持下，结合部分主动动作完成的体操。锻炼四肢肌肉、关节的上下肢运动，锻炼腹肌、腰肌以及脊柱的桥式运动等可以帮助婴幼儿活动全身的肌肉、关节。这些动作不仅可以促进婴幼儿的动作发展，还使婴幼儿的肌肉更加发达，动作变得更加灵敏。

（二）为后续动作的发展打下基础

通过主被动操的训练，婴幼儿的运动能力得到发展，可以为后续动作的发展打下基础。

（三）促进神经发展和智力提升

长期坚持做主被动操，有助于婴幼儿初步的无意识动作的形成和发展分化，之后逐步过渡到有目的的协调动作。主被动操也可以提升婴幼儿的思维能力，进一步促进婴幼儿的智力发展。

（四）增强注意力和感官协调能力

主被动操可以使婴幼儿在运动中受到刺激，提高感官协调能力，提高注意力，从而增强认知能力。

（五）促进血液循环

主被动操有助于促进婴幼儿的血液循环，消除疲劳，提高睡眠质量。

三、主被动操的实施

进行主被动操需要遵循一定的步骤和方法，以确保婴幼儿在一个安全和舒适的环境中接受锻炼。

（一）任务准备

（1）环境准备：房间安静，光线适中，温湿度适宜。

（2）物品准备：柔软的垫子或毛巾，干净的纸尿裤，换洗衣物。

（3）照护者准备：洗净双手，去除手上可能会刮伤婴幼儿的饰物，指甲短且整洁。

（4）婴幼儿准备：情绪稳定、平静。

（二）任务流程

婴幼儿主被动操

1. 起坐运动

照护者将婴幼儿的两只手臂轻轻拉向胸前位置，一只手握住婴幼儿的两手，另一只手托住婴幼儿的头颈、背部；温和地拉引婴幼儿，使其背部稍稍离开床面，切记动作不可过于用力；鼓励婴幼儿自己发力尝试坐起来（见图 7－34、图 7－35）。

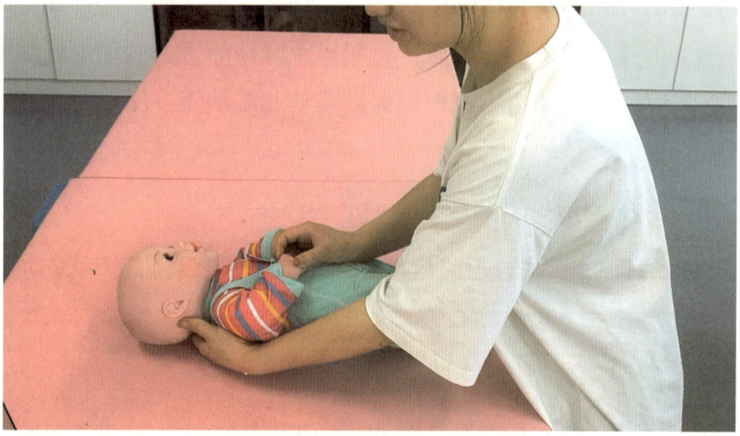

图 7－34　起坐运动 1

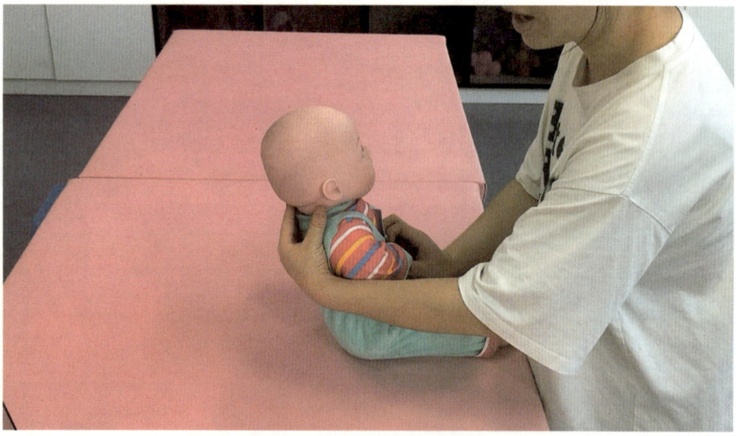

图 7－35　起坐运动 2

2. 起立运动

婴幼儿俯卧，照护者双手握住其腰腹部，让婴幼儿先跪坐着，再扶婴幼儿站起；再让婴幼儿由跪坐至俯卧（见图 7－36 至图 7－40）。

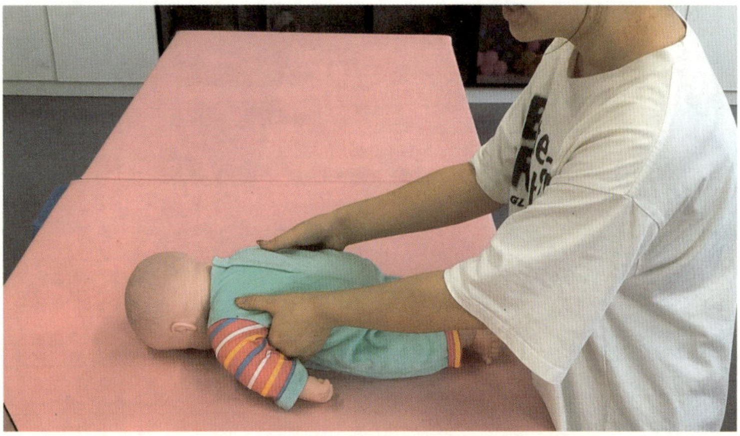

图 7－36　起立运动 1

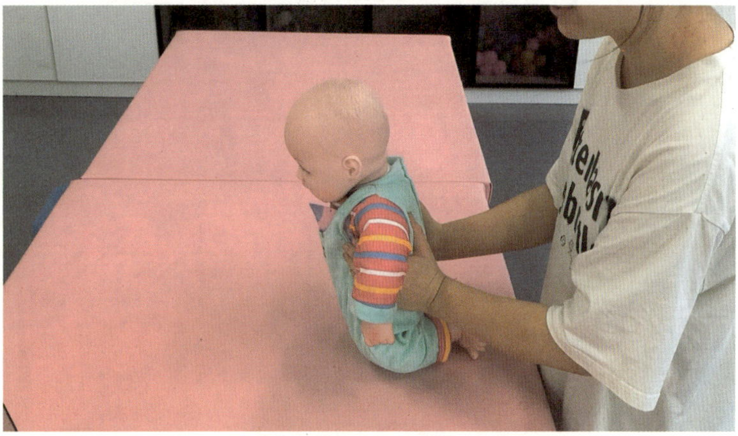

图 7－37　起立运动 2

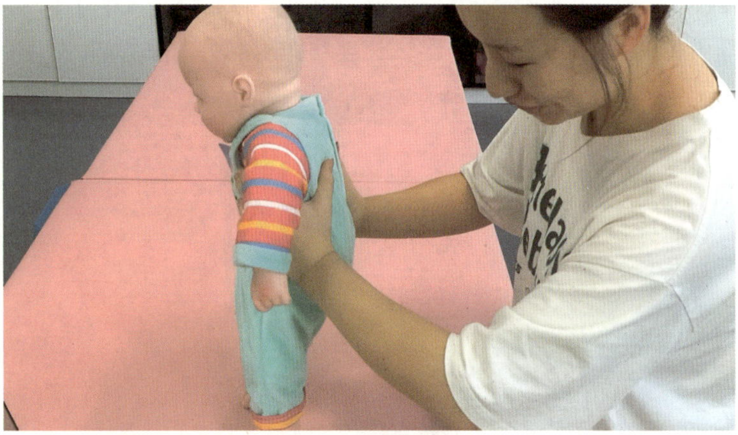

图 7－38　起立运动 3

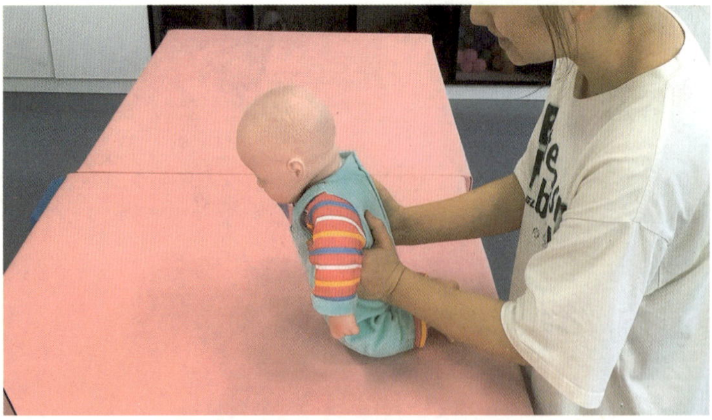

图 7 - 39　起立运动 4

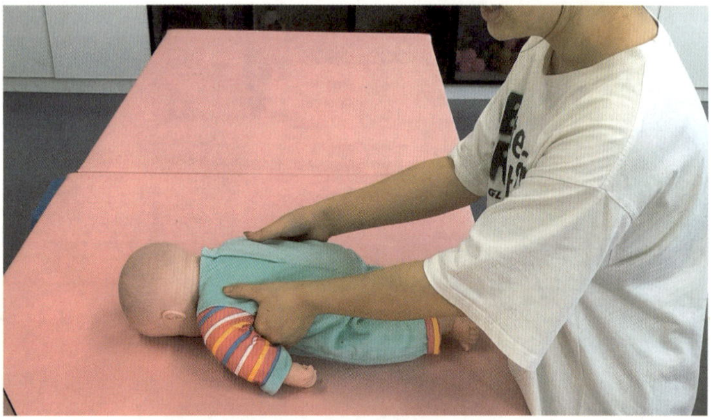

图 7 - 40　起立运动 5

3. 提腿运动

婴幼儿俯卧，照护者手握住婴幼儿双腿，将两腿向上抬起成推车状（见图 7 - 41 至图 7 - 43）。随着月龄增大，照护者可尝试让婴幼儿用双手支撑头部。

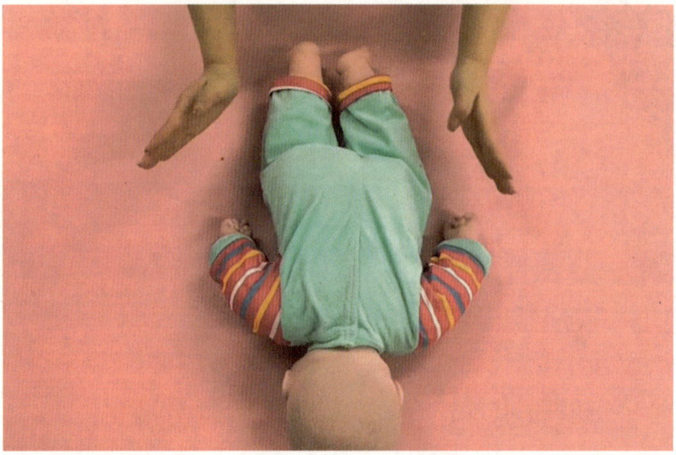

图 7 - 41　提腿运动 1

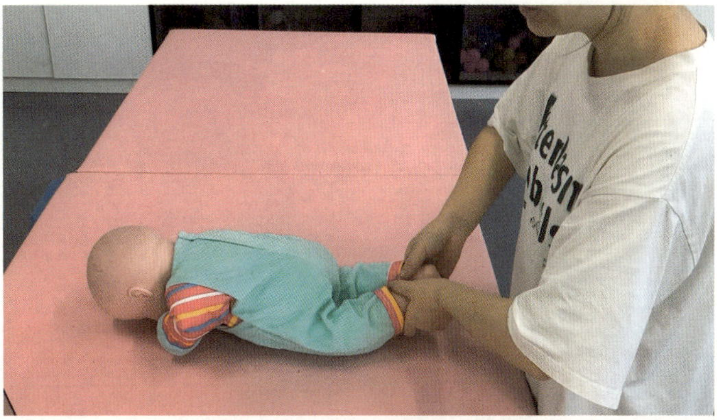

图 7－42 提腿运动 2

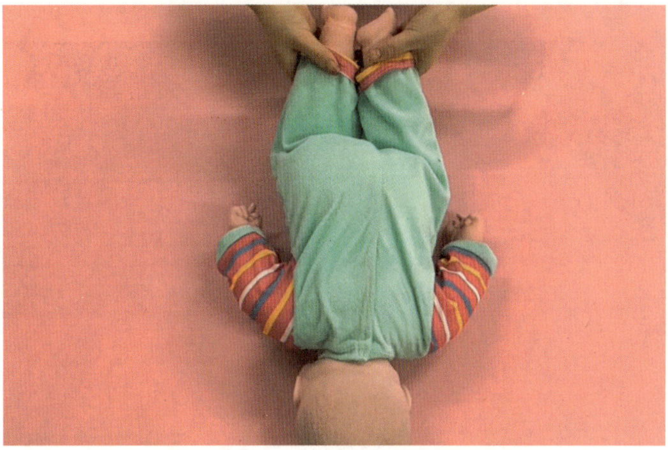

图 7－43 提腿运动 3

4. 弯腰运动

婴幼儿背向照护者直立，照护者左手扶住婴幼儿的两膝，右手扶住腹部；在婴幼儿前方放一个玩具，让婴幼儿弯腰前倾捡玩具；恢复原样，让婴幼儿呈直立状态；重复 2 个八拍（见图 7－44 至图 7－46）。

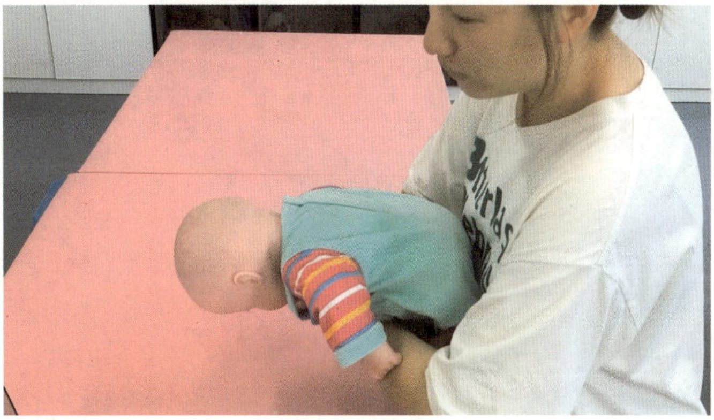

图 7－44 弯腰运动 1

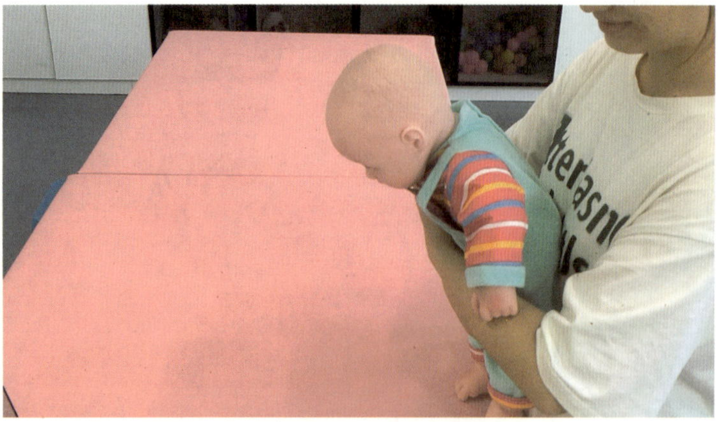

图 7-45　弯腰运动 2

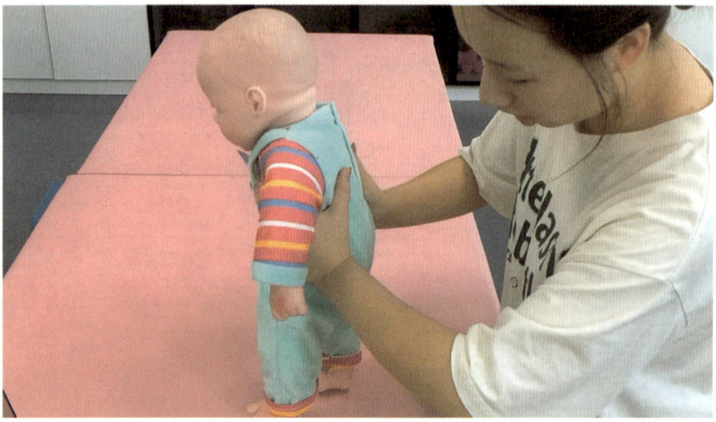

图 7-46　弯腰运动 3

5. 挺胸运动

婴幼儿俯卧，照护者双手托住婴幼儿腋下，然后轻轻托起婴幼儿，使其上身抬起并挺胸（见图 7-47、图 7-48）。

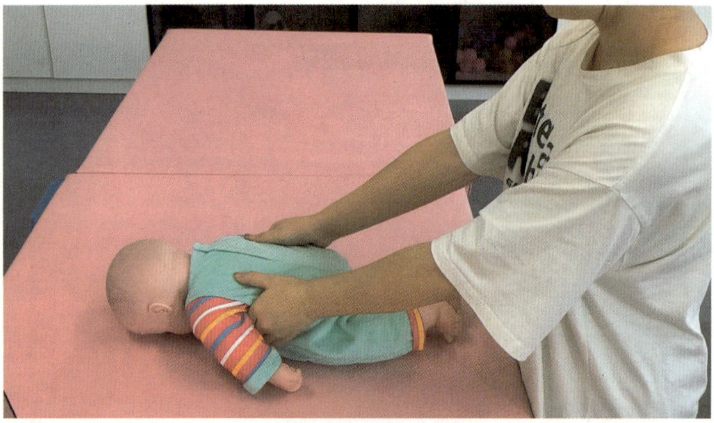

图 7-47　挺胸运动 1

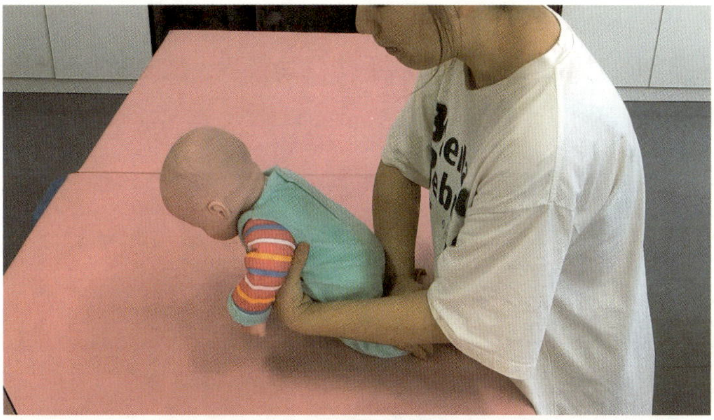

图 7－48 挺胸运动 2

6. 转体翻身运动

婴幼儿仰卧，照护者左手握住婴幼儿双手，右手托住婴幼儿背部；帮婴幼儿向右翻身，再转体，呈俯卧状，还原至仰卧；向左做翻身、转体运动，还原（见图 7－49、图 7－50）。

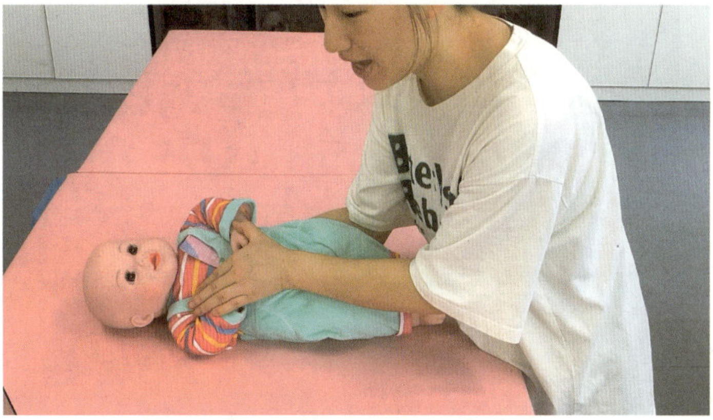

图 7－49 转体翻身运动 1

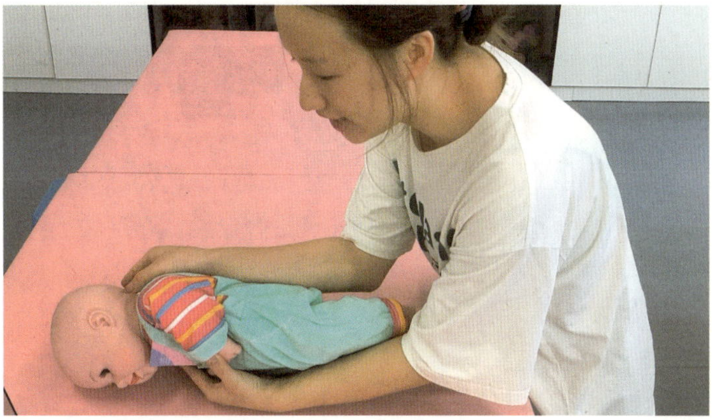

图 7－50 转体翻身运动 2

7. 跳跃运动

婴幼儿与照护者面对面，照护者用双手扶住其腋下，把婴幼儿托起离开床面，使其轻轻跳跃（见图 7－51、图 7－52）。

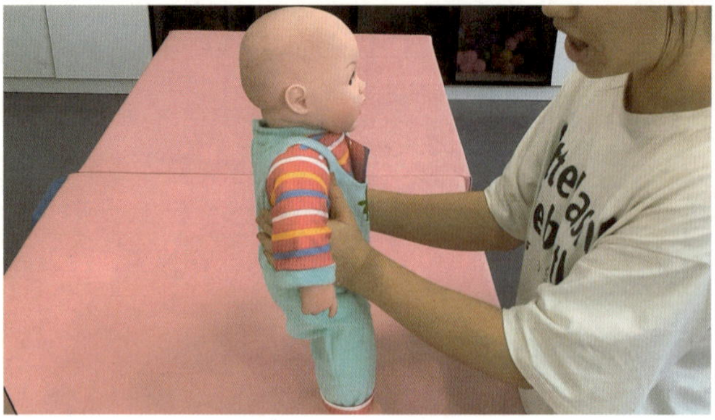

图 7－51　跳跃运动 1

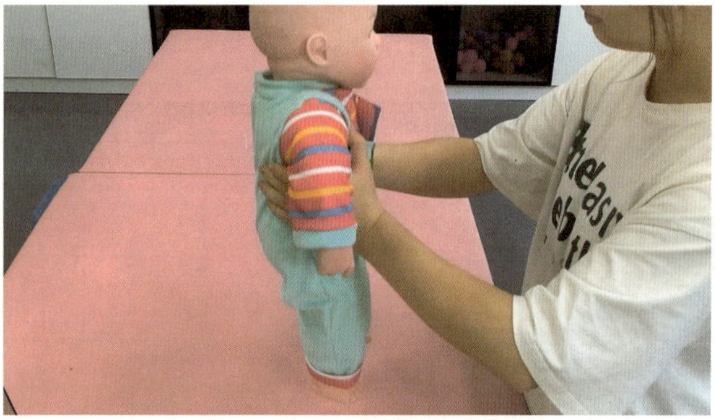

图 7－52　跳跃运动 2

8. 扶走运动

婴幼儿站立，照护者站在其背后，扶住腋下；扶婴幼儿学走；重复 2 个八拍（见图 7－53、图 7－54）。

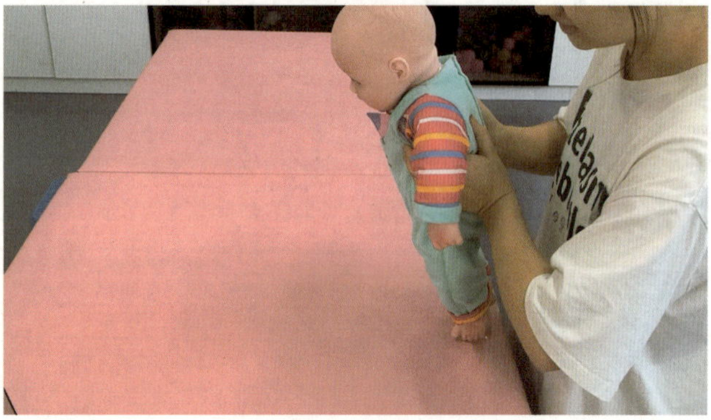

图 7－53　扶走运动 1

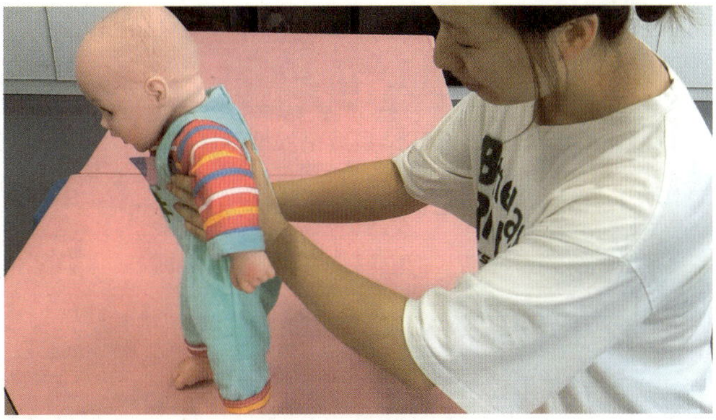

图 7-54　扶走运动 2

（三）整理与记录

（1）照护者清洁、整理用品。

（2）照护者观察婴幼儿进行主被动操过程中的反应和状态，并用表格的形式记录下来，确保提供个性化和高质量的护理（见表 7-3、表 7-4）。

表 7-3　婴幼儿主被动操观察记录表

日期：	姓名：	月龄：
观察项目	评估标准	观察记录
表情变化	5—笑容满面，积极参与	
	4—表情自然，无明显抵触	
	3—表情略显困惑或不安，但能够接受	
	2—表情明显不安或抵触，有哭闹倾向	
	1—大哭或极度抵触，无法完成操作	
身体动作配合度	5—积极配合，动作协调	
	4—基本配合，偶有僵硬或迟疑	
	3—配合度一般，需要多次辅助	
	2—较少配合，经常需要强制引导	
	1—完全不配合，抵触身体接触	
注意力集中度	5—全程专注，紧跟操作	
	4—大部分时间专注，偶尔分心	
	3—注意力一般，有时专注、有时分心	
	2—注意力较易分散，经常不专注	
	1—几乎无法集中注意力	

续表

观察项目	评估标准	观察记录
情绪反应	5—情绪稳定，操作结束后仍保持良好状态	
	4—情绪基本稳定，偶有轻微波动	
	3—情绪有波动，但能够恢复	
	2—情绪明显波动，需要较长时间安抚	
	1—情绪失控，无法安抚	
互动意愿与反馈	5—积极互动，对指令有明显反馈	
	4—有互动，但反馈不够明显	
	3—互动较少，对指令反应平淡	
	2—几乎无互动，对指令无反应或抵触	
	1—完全无互动，拒绝任何形式的交流	

表 7-4　照护者主被动操实施观察记录表

观察项目	评估标准	操作记录
动作规范性	5—动作流畅、标准，符合要求	
	4—动作基本规范，有瑕疵但不影响整体效果	
	3—动作存在明显不规范，需要改进	
	2—动作多处不规范，严重影响效果	
	1—动作非常不规范，几乎无法完成	
互动情况	5—积极与婴幼儿互动，有效安抚和引导	
	4—有互动，但效果一般	
	3—互动较少	
	2—几乎无互动	
	1—完全忽视互动	
安全性与舒适度	5—操作过程中婴幼儿安全舒适，无安全隐患	
	4—婴幼儿基本舒适，但偶有轻微不适	
	3—婴幼儿有数次表现出不适，但无严重后果	
	2—婴幼儿明显不适，有安全隐患	
	1—婴幼儿非常不适，出现安全问题	

续表

观察项目	评估标准	操作记录
回应性照料	5—及时回应需求，处理得当	
	4—对需求有回应，但稍显迟缓	
	3—对需求回应不足，有时忽略	
	2—很少回应需求，婴幼儿显得无助	
	1—完全忽视需求，无回应	
整体流程掌控	5—流程清晰，节奏把握得当，无拖沓或遗漏	
	4—流程基本清晰，但偶有小疏漏或节奏不均	
	3—流程存在明显问题，需要改进	
	2—流程混乱，节奏拖沓，遗漏较多	
	1—完全无法掌控流程，操作混乱无序	

（四）主被动操注意事项

1. 动作控制

动作轻柔：由于婴幼儿的身体发育尚未完全，因此照护者在对婴幼儿进行主被动操时，一定要确保动作轻柔，避免过度用力或有突然的动作，以防受伤。

幅度控制：刚开始做操的婴幼儿，动作幅度应小一些、缓慢一些；随着婴幼儿逐渐适应和成长，可以逐渐增加动作的幅度和难度，避免过度拉伸或扭曲婴幼儿的身体。

适当调节：照护者根据婴幼儿的身体状况和动作发展情况，适当调节做操的难度和节奏。

2. 时间与频率

时间控制：每次做操的时间不宜过长，一般每次不超过 10 分钟，以免婴幼儿疲劳。

频率适中：每天进行 1 ～ 2 次主被动操，以促进婴幼儿的身体发育和动作协调。

3. 环境与准备

环境准备：照护者要确保做操的环境安全、舒适，避免有尖锐物品或障碍物，以免受伤；室内温度应控制在 24℃～ 26℃，避免过冷或过热造成不适。

准备活动：在做操前，照护者应摘掉手上的饰品，用温水洗净双手，确保双手干净、无异味。此外，照护者可以播放适合的背景音乐，以创造一个轻松愉快的氛围。

4. 婴幼儿的状态与情绪

选择合适的时机：照护者避免在婴幼儿饥饿、疲劳或情绪不佳时活动，应选择两餐之间或充分休息后进行。

观察婴幼儿反应：在做操过程中，照护者要时刻关注婴幼儿的反应和表情，如果婴幼儿出现不适或抗拒的情况，应立即停止做操。

5. 特殊情况

疾病期间：如果婴幼儿患有疾病或身体不适，就应避免进行主被动操训练。

注意卫生：做操前后，婴幼儿的衣物、尿布、纸尿裤要干净、整洁，避免感染。

个体差异：由于每个婴幼儿的身体状况和发育情况不同，因此照护者要根据婴幼儿的具体情况进行适当调节。

（五）主被动操的回应性照料要点

1. 操作前

建立情感连接：在开始主被动操之前，照护者需要与婴幼儿进行眼神交流，微笑，轻声地跟婴幼儿说话，如“宝贝，我们一起来做体操吧”。这样可以使婴幼儿感受到温暖和关爱，营造一个温馨的氛围。

情感激发：照护者可以通过播放柔和的音乐或轻轻摇动婴幼儿来激发婴幼儿的情感反应，使其更容易进入状态。

2. 操作过程中

观察并理解婴幼儿的情绪：在活动过程中，照护者需要密切关注婴幼儿的情绪变化，如开心、紧张等。如果照护者发现婴幼儿出现紧张或不安的情绪，应立即停止活动，并用温柔的语气和抚摸来安抚婴幼儿。

情感交流：照护者可以用轻柔的语言和语调与婴幼儿交流，告诉婴幼儿每一个动作的名称和目的，如“我们现在要抬起小胳膊了”。这样的交流不仅可以加强婴幼儿的注意力，还可以增强亲子之间的情感交流。

适时鼓励：当婴幼儿完成一个动作或表现出色时，照护者应及时给予鼓励，如鼓掌、亲吻或夸奖等。这样的鼓励可以增强婴幼儿的自信心和积极性，使其更加愿意参与活动。

3. 操作后

给予温暖的拥抱：活动结束后，照护者可以给婴幼儿一个温暖的拥抱，以表达对婴幼儿参与活动的赞赏和喜爱。这样的拥抱可以让婴幼儿感受到照护者的关爱和支持。

情感总结：照护者可以与婴幼儿一起回顾，分享彼此的感受和体验。这样的总结不仅可以帮助婴幼儿加深对活动的理解和记忆，还可以增强亲子之间的情感交流。婴幼儿主被动操中回应性照料的关键要点如表 7－5 所示。

表 7-5　婴幼儿主被动操中回应性照料的关键要点

要点	具体做法
观察和解读信号	始终关注婴幼儿的面部表情、身体动作和发声等信号，以判断他们的舒适度、兴趣和需求
调整活动节奏	根据婴幼儿的信号和反应，适时调整活动的强度和速度。如果婴幼儿表现出不适或疲劳，应立即降低活动强度或暂停
保持温柔的触摸	在进行操练时，使用轻柔的触摸来引导动作，这不仅可以减少惊吓，还能增强亲子之间的情感交流
积极的语言交流	使用积极、鼓励的语言与婴幼儿交流，让他们感到被支持和爱护；同时，语言的节奏和音量也应适应婴幼儿的反应
适宜的环境	确保活动环境安全、舒适且无干扰，包括适宜的温度、柔和的光线和足够的空间。
持续监控	整个活动过程中都要持续观察婴幼儿的反应，确保他们在任何时候都感到舒适和安全
感官刺激	引入温和的音乐或不同质感的玩具，以刺激婴幼儿的听觉、视觉和触觉
考虑发展阶段	选择与婴幼儿发展阶段相符的活动，确保动作不会造成过度负担

任务四　婴幼儿游泳

一、游泳的概念

婴幼儿游泳是一种通过在水中进行运动和游戏来促进婴幼儿身体和心理发展的活动。游泳不仅可以增强婴幼儿的肌肉力量、协调性和平衡感，还能促进心肺功能的发展和消化系统的健康。此外，婴幼儿游泳有助于减轻婴幼儿的焦虑，提高自信心和安全感，增强亲子之间的情感联系。

水中活动对婴幼儿来说是非常自然的，因为他们在母亲的子宫内就已经习惯了羊水的环境。游泳利用了婴幼儿自然的亲水性，通过适当的指导和训练，使婴幼儿在安全、愉快的环境中进行锻炼。近年来，婴幼儿游泳作为一种早期教育和保健手段，得到了广泛的关注和认可。

二、游泳的益处

（1）提高身体协调能力和肌肉力量：游泳涉及身体多个部分的协调运动，有助于提升婴幼儿的手脚协调能力和整体肌肉力量。

（2）促进心肺功能：游泳是一种有效的有氧运动，可以加强心脏和肺部的功能，提高婴幼儿的心肺耐力。

（3）增强感觉整合：水对皮肤的自然压力有助于刺激触觉感受器，水中的感觉体验能帮助婴幼儿整合多种感觉输入。

（4）提高自我保护能力：在水中保持平衡和浮力可以提升婴幼儿的自救能力，增强水上安全意识。

（5）促进智力发展：游泳可以刺激大脑发展，特别是在掌握新技能和解决问题方面。

（6）增强社交技能：小组游泳活动有助于婴幼儿学习如何与同伴互动，增强社交技能。

（7）减少游泳恐惧：从小开始游泳的婴幼儿可能更习惯水中环境，未来在水中的安全感和自信心也会有所提高。

（8）改善睡眠质量：游泳是一种体力活动，可以帮助婴幼儿在夜晚得到更好的休息。

（9）增进亲子关系：与照护者一起参加游泳活动可以加强婴幼儿与照护者之间的情感联系。

三、游泳的实施

实施婴幼儿游泳需要严格遵循一定的步骤和方法，以确保婴幼儿在一个安全和舒适的环境中接受锻炼。

（一）任务准备

（1）环境准备：游泳池水质干净，室温、水温适宜。

（2）物品准备：婴幼儿泳衣、泳帽、防水纸尿裤、浴巾、玩具、游泳圈、浮板等。

（3）照护者准备：修剪指甲，洗净双手，具备基本的急救知识和游泳技能。

（4）婴幼儿准备：情绪稳定、平静，不畏惧游泳。

（二）任务流程

1. 初次接触水环境

在婴幼儿初次接触水环境时，照护者需要特别小心，将婴幼儿慢慢地放入水中，让其逐渐适应水温和环境。

（1）脚部接触：照护者可以让婴幼儿的脚部慢慢接触水面，用温柔的语气安抚婴幼儿，让其感到安全和放松。

（2）全身入水：当婴幼儿的脚部适应水温后，照护者可以逐渐将其全身放入水中，动作要轻柔，避免突然的动作让婴幼儿感到惊慌。

2. 基础动作练习

婴幼儿逐渐适应水环境后，就可以开始进行一些基础动作的练习。这些动作可以帮助婴幼儿熟悉水中的感觉，增强其在水中活动的自信心。

（1）漂浮练习：照护者双手托住婴幼儿的背部和头部，让其仰卧在水面上；保持婴幼儿的头部露出水面，身体完全放松；可以轻轻摇动婴幼儿，帮助其找到平衡感和安全感。

（2）滑行练习：照护者一手托住婴幼儿的胸部，另一手托住背部，帮助婴幼儿在水中前后滑行；注意动作要缓慢而稳定，确保婴幼儿的头部始终在水面上。

（3）踢腿练习：照护者可以在水中握住婴幼儿的双手，鼓励其用腿踢水。

3. 进阶动作练习

婴幼儿逐渐熟悉水环境和基本动作后就可以进行一些进阶动作的练习，进一步增强其游泳能力。

（1）转身练习：照护者在水中轻轻扶住婴幼儿，帮助其进行转身练习。

（2）潜水练习：照护者在确保婴幼儿完全适应水环境后，可以尝试进行短时间的潜水练习。照护者可以轻轻扶住婴幼儿，让其在水中短暂闭气，然后迅速抬出水面。进行这个练习时需要非常谨慎，确保婴幼儿不会呛水。

4. 游戏互动

水中的游戏互动可以增加婴幼儿对游泳的兴趣，促进其身心发展。

（1）抓玩具：照护者可以在水中放置一些色彩鲜艳的玩具，吸引婴幼儿的注意力，鼓励婴幼儿去抓玩具。这不仅可以锻炼婴幼儿的手眼协调能力，还能增加其对水中活动的兴趣。

（2）泡泡游戏：照护者可以用嘴吹出泡泡，让婴幼儿观察和尝试抓住泡泡。这个游戏可以帮助婴幼儿熟悉水的性质，增强其对水环境的适应能力。

（三）整理与记录

（1）照护者清洁、整理用品。

（2）照护者观察婴幼儿在游泳过程中的反应和状态，并用表格的形式记录下来，确保提供个性化和高质量的护理（见表 7－6）。

表 7－6 婴幼儿游泳观察记录表

日期：	姓名：	月龄：	
观察项目	量化指标	观察记录	备注与调整建议
进入水中前的情绪反应	1 ～ 5（1= 非常害怕，5= 很兴奋）		
在水中的适应程度	1 ～ 5（1= 非常不适应，5= 很适应）		
游泳动作配合度	1 ～ 5（1= 完全不配合，5= 非常配合）		
面部表情	文字描述		
水中活动持续时间	0 ～ 10（以秒计数）		
是否出现不适反应	是 / 否		
与教练或同伴的互动情况	1 ～ 5（1= 无互动，5= 积极互动）		
游泳后的情绪状态	1 ～ 5（1= 非常不愉快，5= 很愉快）		
其他特别观察或建议	文字描述		

幼有优育

婴儿第一次洗澡

有研究建议将婴儿的第一次洗澡推迟到出生后24小时，提出过早带婴儿去洗澡会影响皮肤护理、母子关系和早期母乳喂养。一项研究表明，与在出生几个小时内洗澡的婴儿相比，婴儿第一次洗澡延迟12小时后，医院母乳喂养成功率提高了。在婴儿1岁前，频繁地洗澡会使婴儿的皮肤干燥。

（四）游泳注意事项

（1）水温适宜，避免水温过凉或过热，以免婴幼儿出现着凉或烫伤的情况。室内温度适宜，避免婴幼儿在游泳前后因温差过大而感冒。

（2）游泳时间不宜过长，初次游泳时间建议控制在7～10分钟，之后根据情况适当延长。婴幼儿不能在饱食或空腹的情况下游泳，以免出现消化不良或体力不支的情况。

（3）照护者要选择适合婴幼儿的游泳圈，并确保放置位置正确。使用前，照护者要检查游泳圈是否有漏气现象，确保设备的安全性。

（4）出生10天内的新生儿脐部必须贴防水护脐贴，以防止脐部感染。游泳完毕后，照护者要将新生儿的防水护脐贴取下，并对脐部消毒。

（5）婴幼儿第一次游泳必须在医生或护士的指导下进行，以确保安全和正确操作。

（五）游泳的回应性照料要点

1. 游泳前

（1）情感连接建立：在开始游泳前，照护者可以用温柔的语言与婴幼儿交流，如“宝贝，我们准备下水游泳啦”，帮助婴幼儿建立积极的情感状态。

（2）环境检查：照护者要确保游泳环境安全、水温适宜，以及游泳设备完好，消除安全隐患。

2. 游泳过程中

（1）情感交流：照护者要不断与婴幼儿进行眼神交流，用微笑和温柔的语言鼓励婴幼儿；在婴幼儿完成一个动作或表现出色时，给予及时的表扬和鼓励，如“宝宝游得真好”。

（2）观察婴幼儿反应：照护者要密切关注婴幼儿的表情、肢体语言和情绪变化，如是否紧张、不安或疲劳。如果婴幼儿出现不适或抗拒的情况，应立即停止游泳，并进行适当的安抚和放松。

（3）身体照料：照护者要确保婴幼儿游泳圈的正确使用，定期检查并调整游泳圈的大小和松紧度。在游泳过程中，照护者可以轻轻托住婴幼儿的背部或颈部，给予婴幼儿安全感。照护者要注意为婴幼儿保暖，避免游泳后受凉。

3. 游泳后

（1）情绪安抚：游泳结束后，照护者要及时给婴幼儿提供情绪上的安抚，如拥抱、亲吻或轻拍等，帮助婴幼儿平复情绪。

（2）身体护理：照护者要用专用浴巾将婴幼儿全身擦干，注意面部尤其是眼、耳、鼻等部位的护理。如果需要，可以在游泳后 15 ～ 20 分钟喂奶，以缓解婴幼儿的疲劳。

项目小结

本项目深入探讨并实践了婴幼儿体育锻炼中的回应性照料理念，旨在通过多样化的锻炼方法，如抚触、被动操、主被动操以及游泳，全方位助力婴幼儿健康成长。体育锻炼不仅关乎婴幼儿的身体发育，更影响婴幼儿心理与情感构建。本项目确立了婴幼儿体育锻炼中的回应性照料的知识、能力和素养三大目标，为照护者提供全面的指导方案。在婴幼儿抚触部分，本项目着重阐述了抚触的益处和实施方法。在婴幼儿被动操部分，本项目详细阐述了被动操的益处和实施方法。在婴幼儿主被动操部分，本项目详细阐述了主被动操的益处和实施方法。在婴幼儿游泳部分，本项目着重阐述了游泳的益处和实施方法。本项目通过创新与实践，将回应性照料与婴幼儿体育锻炼紧密结合，打破了传统照料的固定模式。照护者不仅要为婴幼儿打造一个全面的成长环境，更要在每一次的互动与回应中，助力婴幼儿走向更加健康、快乐的未来。总之，本项目为婴幼儿体育锻炼提供了规范、细致的指导，帮助照护者在体育锻炼中更好地满足婴幼儿的需求，旨在促进婴幼儿身体素质的发展，同时为婴幼儿的健康成长营造温暖、支持的环境。

同步练习

一、单选题

1. 婴幼儿抚触时，（　　）通常是不推荐的手法。

A. 轻轻揉捏婴幼儿的手脚　　B. 用力拍打婴幼儿的后背

C. 顺时针按摩婴幼儿的腹部　　D. 轻轻触摸婴幼儿的脸颊

2. 在婴幼儿被动操中，（　　）可以帮助婴幼儿锻炼颈部肌肉。

A. 抬头看玩具　　B. 翻身训练

C. 仰卧抬头　　D. 站立支撑

3. 在婴幼儿游泳时，下列做法正确的是（　　）。

A. 室温控制在 20℃　　B. 水中加入婴幼儿浴盐

C. 婴幼儿佩戴游泳圈或浮具　　D. 游泳时间长

二、判断题

1. 婴幼儿抚触可以提高婴幼儿的睡眠质量和促进情绪稳定。（　　）

2. 婴幼儿被动操是指婴幼儿在照护者的帮助下，主动完成动作。（　　）

3. 婴幼儿游泳可以在任何时间、任何环境下进行，不用特别注意安全。（ ）

三、简答题

1. 简述婴幼儿抚触的主要作用。

2. 列举婴幼儿被动操中的3个常见动作。

3. 婴幼儿游泳时，照护者需要准备哪些基本物品？

四、论述题

论述婴幼儿游泳对婴幼儿身心发展的综合影响，并探讨如何在实践中科学地开展游泳活动以确保安全和效果良好。请结合实际案例进行分析。

参考文献

［1］刘日荣，冼林荧．婴幼儿回应性照料［M］．镇江：江苏大学出版社，2023.

［2］李京蕾，国云玲，张莉娜．学前心理学［M］．北京：清华大学出版社，2018.

［3］珍妮特·冈萨雷斯－米纳，黛安娜·温德尔·埃尔．婴幼儿及其照护者［M］．张和颐，张萌，冀巧玲，译．北京：商务印书馆，2022.

［4］赵青．婴幼儿照护实务［M］．北京：北京师范大学出版社，2023.

［5］李立新，龚长兰．婴幼儿回应性照护［M］．北京：中国人口出版社，2022.

［6］国家医学考试中心．国家医师资格考试实践技能应试指南［M］．北京：人民卫生出版社，2010.

［7］潘建明，蒋晓明，任江维．幼儿照护职业技能教材：中级［M］．长沙：湖南科学技术出版社，2020.

［8］许琼华，杨小利．婴幼儿生活照护［M］．北京：中国人民大学出版社，2023.

［9］任刊库，李玮，李翩翩．0～3岁婴幼儿保育与教育［M］．长沙：湖南师范大学出版社，2019.

［10］滕巍，魏文，彭美春．幼儿保健与护理［M］．北京：中国人民大学出版社，2020.

［11］重庆市成人教育丛书编委会．婴幼儿照护［M］．重庆：重庆大学出版社，2021.

［12］陈雅芳．0～3岁儿童亲子活动设计与指导［M］．上海：复旦大学出版社，2014.

［13］秦旭芳．0～3岁亲子教育活动指导与设计［M］．北京：中国人民大学出版社，2021.

［14］郑琼．0～3岁婴幼儿亲子活动指导与设计［M］．福州：福建人民出版社，2013.

［15］史明洁．婴幼儿营养、安全与卫生实务［M］．南京：东南大学出版社，2016.

［16］陈敏，吴运芹，覃雅芬．0～3岁婴幼儿护理与急救［M］．上海：华东师范大学出版社，2018.

［17］鲍秀兰，等．0～3岁儿童最佳的人生开端［M］．北京：中国妇女出版社，2019.

［18］许琼华．幼儿生活护理与保健实务［M］．北京：中国人民大学出版社，2020.

［19］佘芋，张冰子，等．适宜开端［M］．北京：中国发展出版社，2016.

［20］邢唯杰，周菲菲，王靖，等．预防婴儿猝死综合征的安全睡眠环境证据总结［J］．中国护理管理，2020，20（12）：1831-1837.

［21］彭芝琳，郑若颖，胡晓晴，等．睡眠对婴幼儿学习的记忆巩固作用［J］．心理科学进展，2024，32（2）：287-299.